HORST JANSSEN HOKUSAI'S SPAZIERGANG

Horst Janssen

Über das Zeichnen nach der Natur

Traktat über die Herstellung einer Radierung

Hokusai's Spaziergang

Landschaft

Anspielung und Kopie

Vokabeln der Griffelkunst

Herausgegeben von Gerhard Schack

Verlag St. Gertrude

VORWORT

Nach den Radierzyklen »Hanno's Tod« und »Carnevale di Venezia« zeigt die Hamburger Kunsthalle nun mit »Hokusai's Spaziergang« die dritte große Folge von Radierungen und Zeichnungen aus den Jahren 1971–72. Diese Arbeiten begleiten, ausgehend von einem Glückwunschblatt zu Neujahr des japanischen Holzschnittmeisters Hokusai (1760–1849), zwei theoretische Texte von Horst Janssen, das Kapitel »Über das Zeichnen nach der Natur« und das Traktat »Über die Herstellung einer Radierung«. Am Beispiel der Landschaftsdarstellung und der Kopie legt Janssen die Möglichkeiten der Radiertechnik dar. Die theoretische Demonstration der verschiedenen Arbeitsphasen erlaubte Janssen zudem bei der praktischen Darstellung eine stilistische Freiheit, die ihm bei den vorhergehenden Radierfolgen noch nicht möglich gewesen war. So entstanden 80 Blätter, die in diesem Buch abgebildet sind und sich nicht alle unbedingt auf das Traktat beziehen, aber eine unmittelbare Reaktion auf das Thema sind, wie Janssen selbst in der Einführung zu diesem Band schreibt: »Bei einem solchen Unternehmen mußten, kennt man den Autor, ›zwangsläufig beiläufig‹ weit mehr Blätter entstehen, als für die Vorführung notwendig waren.«

Theoretische Abhandlungen von Künstlern wie Janssens Traktat über »Die Herstellung einer Radierung« sind in der Druckgraphik der Gegenwart selten. Janssen schließt mit seinen Ausführungen über die Technik der Radierung daher mehr an eine Tradition von Künstlertexten an, die vor allem in der zweiten Hälfte des 19. Jahrhunderts seit der Wiederentdeckung und der Neubelebung der Radierung den eigenen Arbeitsvorgang in ausführlichen Schriften erläutern. So ist Maxime Lalannes »Traité de la Gravure à l'Eau Forte«, zuerst 1866 in Paris und später in zahlreichen Auflagen erschienen, eine bis heute gültige Abhandlung über die Praxis der Radierung. Auch Lalanne zeigt neben dem technischen Vorgang am Beispiel der eigenen Radierungen die ästhetischen Möglichkeiten dieses Verfahrens. In dem Kapitel über das »Kunstvolle Drucken« beschreibt er die Bedeutung des Druckvorganges für die Entstehung einer guten Radierung: »Der Drucker verliert sich im Künstler, da er genötigt ist, sich in die Vorstellungen des Letzteren hineinzudenken; der Künstler wiederum muß dem Drucker nachgeben, weil dessen praktische Erfahrungen ihm von Nutzen sein können«. Sinngemäß vergleicht Janssen – mehr als hundert Jahre später – in seinem Traktat das enge Verhältnis zwischen Künstler und Drucker mit der »Selbständigkeit eines Zwillings, der nicht drauf aus ist, sich von seinem Zwilling abzusetzen, und damit alle seine Handlungen in Abhängigkeit zu dem anderen brächte – sondern der vielmehr sein Selbstverständnis in der Tatsache erkennt, ein Zwilling zu sein.«

Im Jahre 1931 erscheint in Hamburg – als zweiter Band der Lichtwark-Stiftung – ein weiteres Standardwerk zur Druckgraphik, Alexander Friedrichs »Handlung und Gestalt des Kupferstiches und der Radierung«. Weit mehr noch als Lalanne versucht Friedrich in diesem Text, das Phänomen der Radierung methodisch und technisch zu analysieren. Sowohl Lalannes als auch Friedrichs Schrift waren Janssen gewiß nicht bekannt, die erstaunlichen Übereinstimmungen beweisen jedoch, daß die Wertschätzung der Radierung sich bei den Künstlern im Laufe der Jahrhunderte nicht verändert hat. Alexander Friedrich widmete sein Buch dem holländischen Maler und Radierer Hercules Seghers, den Janssen verehrte und dessen Wirkung sich in seinen Landschaftsdarstellungen wiederfindet. Diese Auseinandersetzung mit der Kunst der Alten Meister Europas und Ostasiens zeigt sich gerade in der Radierfolge von »Hokusai's Spaziergang« in den »Anlehnungen« und Kopien nach Gavarni, Menzel, Klinger oder Illies.

Der Band »Hokusai's Spaziergang« wurde zuerst 1972 publiziert und war inzwischen längst vergriffen. Um so erfreulicher ist es, daß nun anläßlich der Ausstellung in der Hamburger Kunsthalle eine Neuauflage des Buches erscheint. Dank der Sammlung Gerhard Schack von Zeichnungen und Druckgraphik Janssens in der Hamburger Kunsthalle können die Blätter der Folge mit Vorzeichnungen und exzellenten ersten Probedrucken von Hartmut Frielinghaus gezeigt werden. Unser Dank gilt daher besonders Gerhard Schack, der als langjähriger Freund Horst Janssens und Herausgeber vieler seiner Bücher nicht nur die erneute Publikation dieses wichtigen Bandes tatkräftig gefördert hat, sondern wiederum mit gewohnter Großzügigkeit die Ausstellung ermöglicht hat. Hierfür danken wir ihm besonders herzlich.

Eine Neuauflage von »Hokusai's Spaziergang« hätte nicht realisiert werden können, wenn Dierk Lemcke nicht – wie schon bei »Hanno's Tod« – diesen Band zu einem Projekt seines Verlages gemacht hätte. Ihm und Gerhard Schack ist es zu verdanken, daß mit der vorliegenden Publikation eines der wichtigsten schriftlichen Zeugnisse von Horst Janssen zusammen mit den Zeichnungen und Radierungen nun wieder als Buch vorliegt.

Petra Roettig

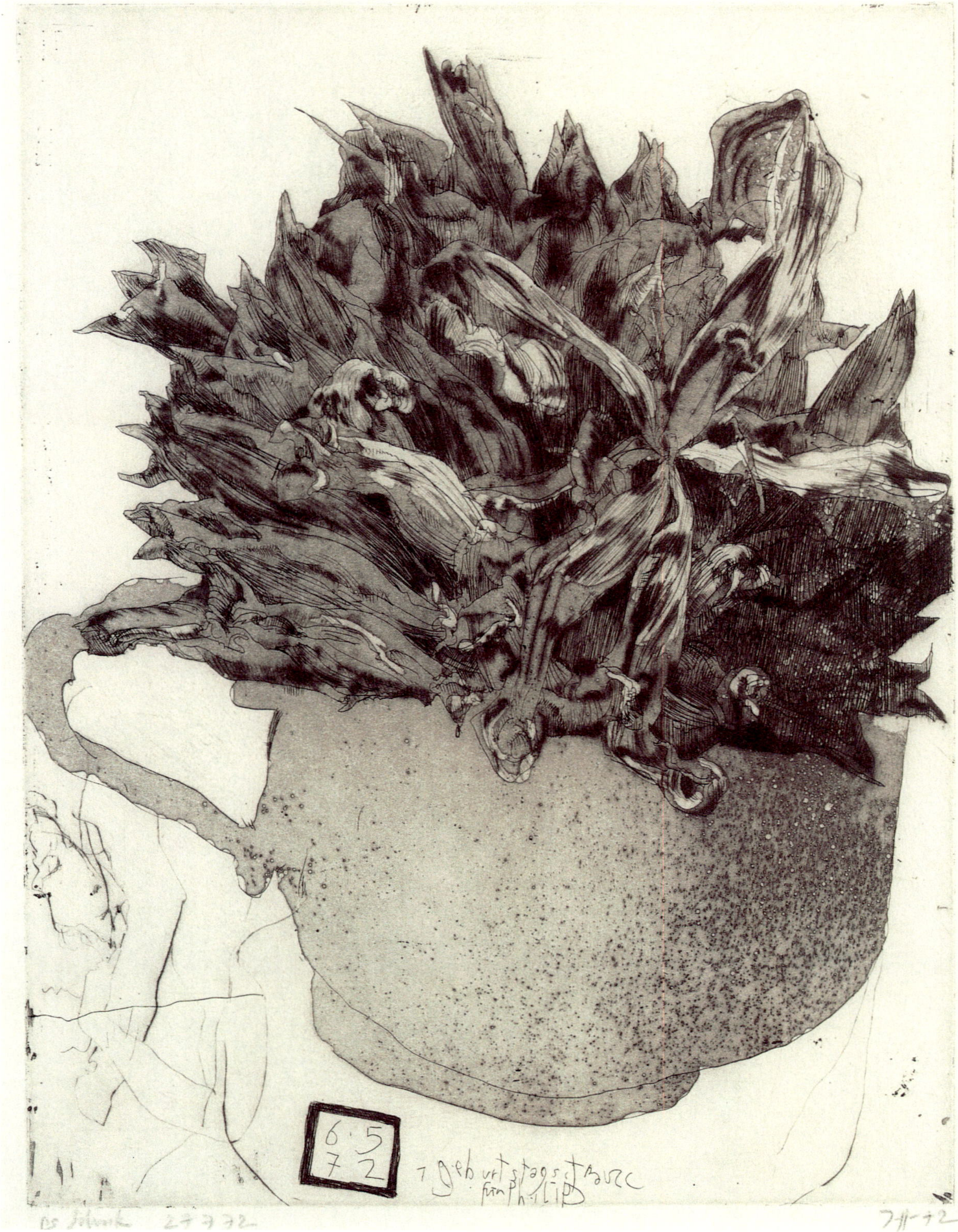

1 *Widmungsblatt: Geburtstagsstrauß für Philip Janssen*, 6. Mai 1972

ÜBER DAS ZEICHNEN NACH DER NATUR

Wenn man vom Viereck Papier weg in eine Krise gerät und die ganze Kunst zum Teufel wünscht, oder was dasselbe ist, mit ihr nur noch Gemein-Gewaltiges plant – weil man sich traurig oder geleert fühlt –, dann ist es hilfreich, sich beizeiten daran zu erinnern, daß das begrenzte und eigentliche Ziel des Zeichners die Darstellung der Umwelt ist.

Nun wird es sicherlich unruhige Geister geben, die sich in solcher Begrenzung nicht wohlfühlen. Denen kann man sagen, daß sie der Umwelt eine mögliche Inwelt hinzurechnen können. Allerdings ist dafür eine Distanz des Zeichners nicht nur zur Zeichnung, sondern vor allem zu sich selbst Voraussetzung. In diesem fürchterlich schönen Europa zeichnet nämlich nicht ES, sondern immer nur ICH. Und außerdem muß die mögliche Inwelt in etwa so deutlich vorhanden sein wie die Umwelt.

Auf den zweiten Blick, vor dem Motiv, wird die Begrenzung noch enger: nie sitzen wir allein vor dem Objekt – die ganze Gesellschaft längst verstorbener Zeichner sitzt dir im Nacken. Wünschst du dir die größere Distanz zum Motiv, gerätst du unter die Toten. Kommst du dem Motiv zu nahe, verschwimmt es dir vor den Augen, und entfernst du dich vom möglichen Platz durch gewaltige Flucht nach vorn, gerät dir das Motiv in den Rücken, und du hast gar nichts mehr.

Natürlich hat man öfter das dringende Bedürfnis, dieser Befangenheit zu entfliehen, sei es aus Übermut des Talents oder mangels Kräfte, ein Reglement zu erfüllen. Das ist auch nötig, um nämlich zu erfahren, daß man mit Verlassen des Reglements alle Schwierigkeiten des Formulierens loswird. Was bedeutet: Ende.

Alsdann glaubst du festzustellen: deine Hintermänner haben das Motiv so genau formuliert, daß dem nichts hinzuzufügen ist.

Nehmen wir an, es handelt sich um einen Baum: da hilft dir der einfache Gedanke, daß es nicht derselbe ist, damals und heute, und daß du nicht einer der Verstorbenen bist. Und beim genauso genauen Gucken wirst du so tief in deine Betrachtung versinken, daß du die Toten vergißt und ihre Bilder sich auflösen.

Wieder aufgetaucht, wirst du in deiner Zeichnung einen Aspekt entdecken, auf den die Vorzeichner nicht gekommen waren. Solche Variationen füllen die Kunstgeschichte. Allerdings nur bis zu den Seiten, wo sich die Zeichner in überirdische Leere erheben.

Manchmal wird der Begriff GENAU nicht genau verstanden. Er meint nicht: kleinlich oder pingelig, oder eine Prüderie in aufdringlicher Manier. Er meint vielmehr ein klares und von keinem Gedanken getrübtes und abgelenktes Gucken, sozusagen eine ungebrochene Optik. Und auch vor allem: in d i e s e m Moment sehen, ohne die Erfahrungen des gestrigen Tages in den heutigen einzubringen. Du siehst ein: daß vollkommene Genauigkeit nicht möglich ist.

Wäre genau = kleinlich und pingelig, könnte man keinen Baum im Nebel zeichnen.

Die genaue Beobachtung der Sache empfiehlt dir gleichzeitig auf die natürlichste Weise das Mittel, sie aufs Papier zu übertragen. Sie enthebt dich des Wählenmüssens. Die Entscheidung liegt sozusagen in der Beobachtung selbst:

du wirst gar nicht auf den Gedanken kommen, einen Baum im Nebel mit spitzer Feder zu konterfeien, sondern viel eher auf den blassen Pinsel verfallen und feststellen, daß bei genauer Blässe deiner Zeichnung das gegilbte Papier selbst schon einen vorzüglichen Nebel abgibt.

Man könnte also sagen: die Zeichnung ist eine Täuschung mit durchschaubaren Mitteln. Ohne eindrucksvolle Täuschung wär's eine alberne Sache, und ohne Durchschaubarkeit der Mittel wär's eine schlechte Zeichnung. Sind aber diese beiden gegensätzlichen Elemente harmonisch vereint, wirst du sehen, daß die Natur bei genauer Betrachtung eher einer guten Zeichnung ähnelt als einer schlechten.

Das Zeichnen nach der Natur ist ein mißverständliches Wort.

Ich meine nicht die blasierte Attitüde, wenn einer aus Alibigründen so'n Schlenker ausspuckt und sagt: »Hier hab ich mir mal die Natur vorgenommen«, und das sagt er dann so wie: »Ach, wissen Sie – traf ich doch gestern hier an der Ecke den Zeus –, er meinte, ich solle mal 'ne Skizze von ihm machen – Io hätte 'n hübschen, alten Rahmen gefunden.«

Ich meine auch nicht das akademisch pervertierte Naturstudium in mühsam gequälter, persönlicher Manier. Ich meine das anonyme Zeichnen, die Hingabe, die winzige Gelegenheit, die Frage zu vergessen, wer man sei, überhaupt und im Chor der anderen, die Gelegenheit, den eigenen stilistischen Angewohnheiten entgegenzuwirken oder gar zu entfliehen.

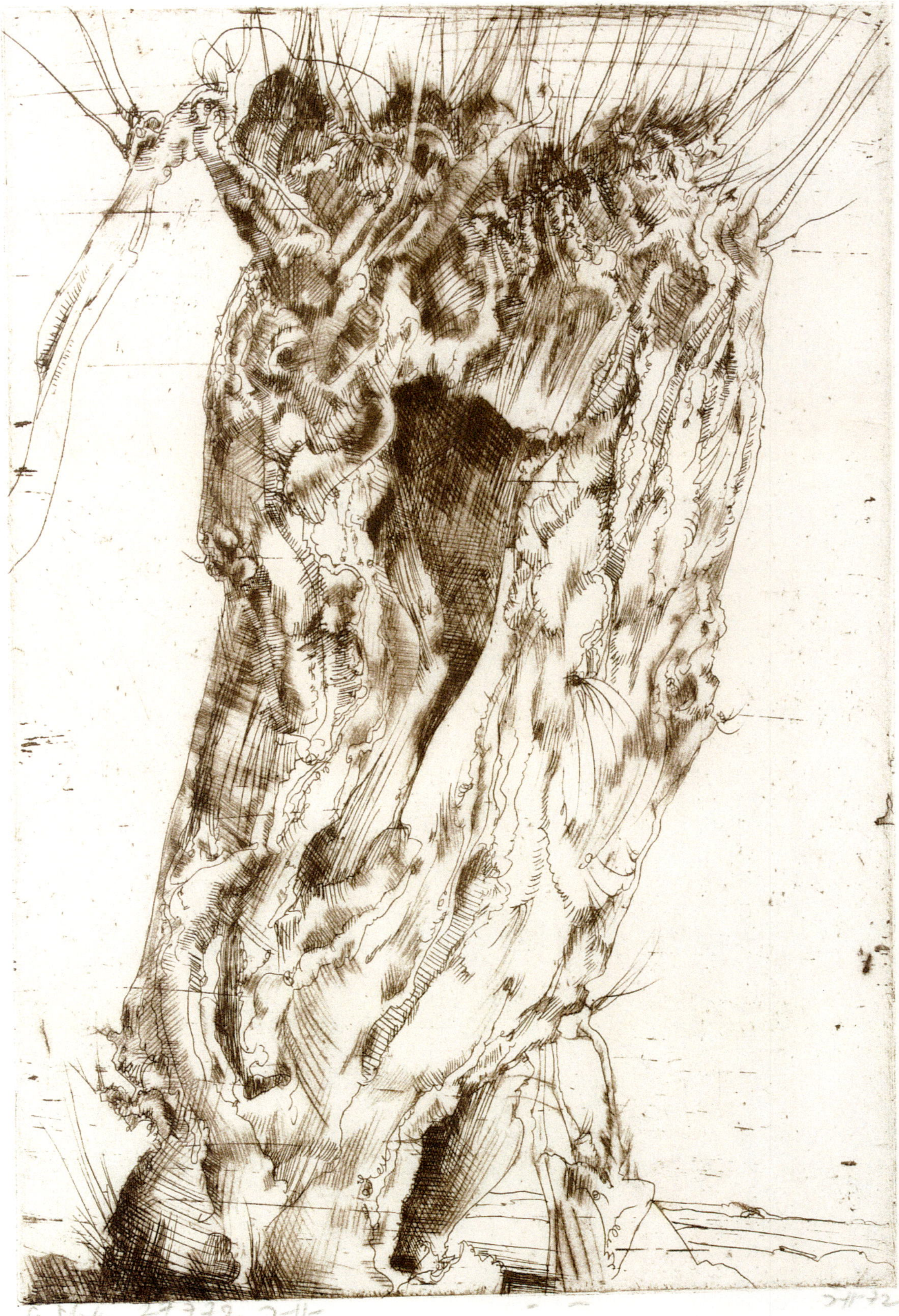

2 *Kopfweide*, 6. Mai 1972

Die stilistischen Angewohnheiten: mit unartigen Manieren fängt's an. In meiner Kunstschulzeit bei Mahlau mußte ich einen Blumenkohl zeichnen. Anfangs unlustig, fand ich dann langsam Vergnügen an dem Gekröse, was sich da auf dem Papier herausbildete. Es wurde ein guter Blumenkohl, und die Zeichnung kriegte großes Lob vom Meister. Durch dieses Lob und weil meiner Ansicht nach wegen der anfänglichen Unlust einige blinde Stellen in der Zeichnung waren, machte ich gleich eine nächste und am folgenden Tag, an dem Blumenkohl gar nicht mehr auf dem Plan stand, noch eine dritte. Beide wurden nicht gelobt. Was die schlimmste Folge hatte: denn als ich den auf dem Stundenplan stehenden toten Fisch zeichnete, kriegten seine Schuppen so einen gewissen, fast unmerklichen Blumenkohltouch.

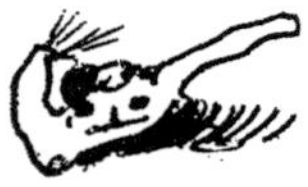

Nun – heute, wo ich weiß, daß das Publikum weiß, wie ich eigentlich zeichnen sollte, kann es vorkommen, daß ich ein Waldrandarrangement – obwohl schon in Position gesessen – wieder verlasse, weil's in natura nicht so aussieht, wie's aussehen sollte: mehr wie ein Corot oder Leistikow und gar nicht wie ein Janssen.

Da werd ich dann am Arbeitstisch von den Alten korrigiert.

Der Caspar David Friedrich zum Beispiel, bei dem die Verführung doch sehr nahe lag, die ausgeprägten Erkennungszeichen seiner Bilder auf die Zeichnungen vor der Natur zu übertragen – der zeichnete solches wirklich anonym.

Beim Konterfeien des Baumes also: Baumanschauung statt Weltanschauung.

Man sollte also die Verkümmerung durch stilistische Angewohnheiten nicht komplett machen, indem man jede Störung durch das Diktat der Objekte vermeidet. Wenn ich ohne Imagepflege einen Faltenwurf betrachte und nicht gleich drauf aus bin, daß er sich so darstellt wie bei Vermeer oder womöglich wie bei mir selbst, wenn ich solches vergesse, habe ich doch einen Augenblick des ersten aller Tage zu fassen. Wenn ich aber schon nicht vermeiden kann, einen Vermeer in den Falten zu erblinzeln, will ich ihn jedenfalls der Natur zuschlagen: ich zeichne dann ein Vermeer-Objekt und nicht nur eine Kopie aus meinem eigenen Œuvre.

Das Zeichnen nach der Natur betrifft auch das Phantastische. Allgemein erklärt man die Phantasie als Phänomen. Ich neige da einem anderen Bild zu: die Phantasie ist mir ein großer Versammlungsraum, eine große Halle, in die ungezählte, einander fremde Personen hineinströmen. Und wie's so ist, es bilden sich in der Halle Gruppen, Grüppchen und Paare, deren einzelne Personen miteinander im ständigen Austausch begriffen sind. Und es kommt zu den erstaunlichsten Vorstellungen.

So gesehen, wäre Phantasie die Assoziation aller ursprünglich nicht miteinander verbundener Erlebnisse. Und die Träume und Phantastereien des Zeichners sind die Verbindung aller gehabten Augenscheine, die zu ungewöhnlichen Vorstellungen zusammentreten.

Leicht einzusehen, was wäre, wenn die Gäste ausblieben.

Oder auch: wenn ich darin geübt bin, die dreidimensionalen Erscheinungen des Alltäglichen als Ingredienzen für meine zweidimensionalen Zaubereien zu nutzen, dann ist's auch ein leichterer Umgang mit den Gespenstern aus der vierten Dimension.

Oder: der eifrige Porträtist wird die Dämonen, die ihm ins Haus stehen, zur Untermiete aufnehmen und als Modelle benutzen.

Das Zeichnen nach der Natur mildert auch eine etwas quälende Folgeerscheinung des Zeichnens nach der Natur.

Ich illustriere mal eine bestimmte Art Traum mit dem konventionellen Bild: ein Kind sitzt am Rande eines für das Auge unergründlich tiefen Wasserlochs und beobachtet die zickzackenden Wasserläufer auf der gänzlich stillen Oberfläche.

Das dösende Verhalten des Kindes zuckt in erstarrte Habachtstellung zusammen, wenn sich aus dem unendlichen Dämmern in der Tiefe ein Esweißnichtwas löst. Der momentane Alarm wandelt sich in gebannte Neugier, die noch jede Ängstlichkeit ausschließt, solange die Molluske in der Region des Unwirklichen bleibt. Man weiß nicht: kommt es oder geht es – ist es nun da, oder ist es noch da, aber in Wirklichkeit nicht mehr –, oder war es nie da, wo ich es just sehe.

Die Neugier wandelt sich aber jäh in Angst und Schrecken, wenn die Molluske aufsteigt und sich als Porträt vorstellt: ein durch und durch freundliches Lächeln dieses Drachen wirkt, im Wasser unaufhaltsam aufsteigend, wie ein Grinsen, das den Herzschlag lähmt. – In den romantischen Balladen liegt dann eine Kindsleiche in der Mittagswiese am Wasserloch, und drumherum ist alles so, wie es an einem Sommermittag zu sein hat.

Das intensive Aufnehmen von Bildern beim Zeichnen nach der Natur füllt nun sicherlich die obere Region des Schlafes mit zahllosen Wesen an. Ein aus den tiefsten Tiefen aufsteigendes Unwesen wird diese konkreten Larven zu einer verwirrenden Maskerade benutzen und dir in einem gänzlich erschreckenden Kostüm vors Auge treten – nach dem Prinzip: ein Irgendwie-Drachenauge ist selten so erschreckend, wie wenn's eine tiefe, noch an sich arbeitende Faulstelle in einem geschrumpelten Apfel ist.

Dennoch – obwohl so natürlich kostümiert, hält sich der Drache dicht unter der Oberfläche und das erschreckend Fast-Wirkliche wird keine erlösende Wirklichkeit.

Hier hilft im nachhinein nur eins: nach dem Frühstück einen faulenden Apfel zeichnen. Ein Circulus vitiosus: das Studium der Wesen vergrößert das Schreckliche der Unwesen, was wiederum durch Übertragung ins Wirkliche gemildert wird.

Das Zeichnen nach der Natur vervielfältigt also nicht nur deine Möglichkeiten, sondern stellt sie eigentlich erst her.

Wenn ich zu allen meinen Möglichkeiten wüßte, was das Richtige für mich ist, und wenn für das Richtige nur ein kleiner Teil meiner Möglichkeiten nötig wäre, um einen überzeugenden Eindruck zu machen, dann würde ich vielleicht gerne auf den größeren Rest meiner Möglichkeiten verzichten. Da ich aber nicht weiß, was das Richtige für mich ist, treibe ich den ganzen artistischen

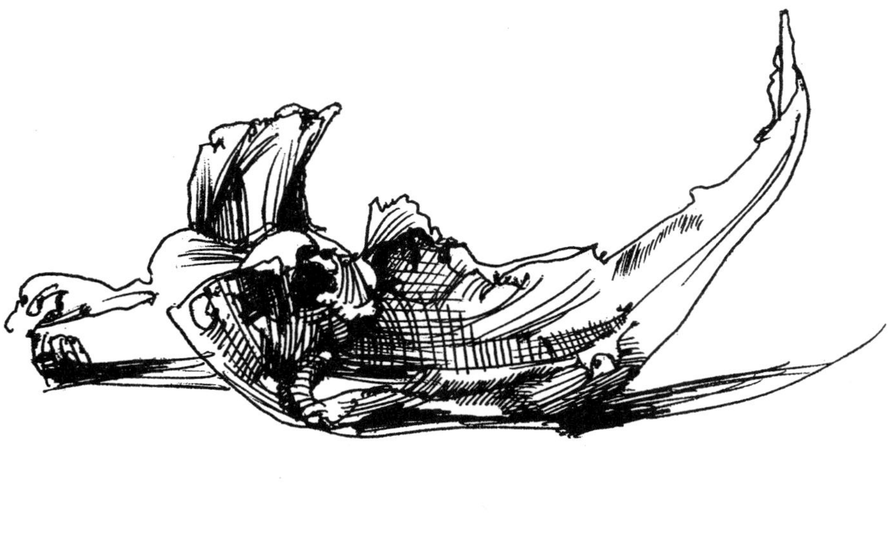

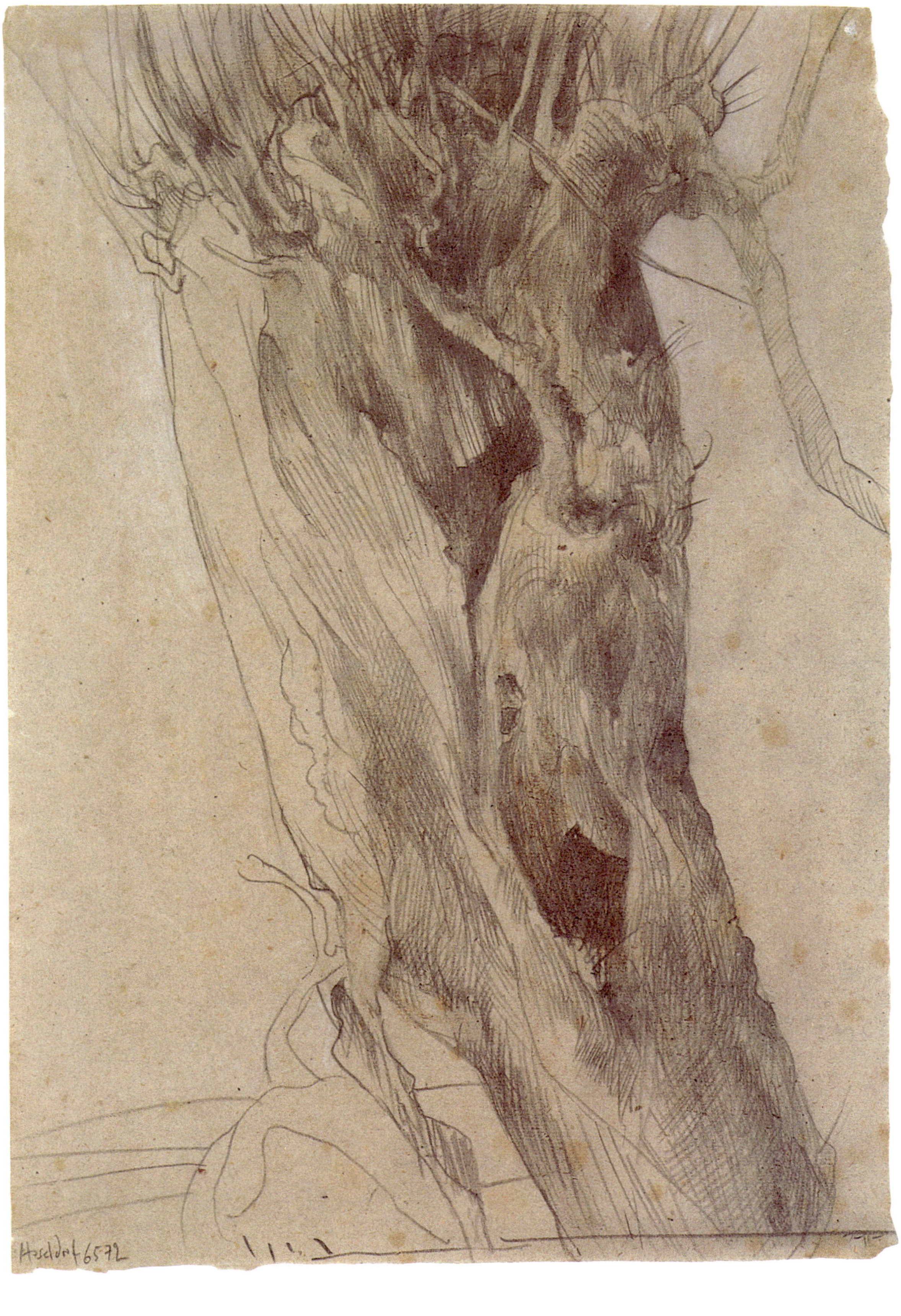

3 *Kopfweide*, Blei- und Farbstift auf bräunlichem Papier, Haseldorf 6. Mai 1972

Aufwand, um meine Hoffnung deutlich zu machen, auf diese Weise vielleicht den Punkt zu treffen, wo's Richtige ist und wo ich es dann doch nicht erkennen würde.

Balance

Von der Schwierigkeit und Gefährdung der Balance erfährt natürlich nur, wer in ihr ist. Es scheint wesentlich zu sein, daß dem Außenstehenden, dem Betrachter, die Balance erst so recht erkennbar wird, wenn sie aufhört, eine zu sein.

Auch die Balance gehört zur erwähnten Genauigkeit: die Farbintensität des Stiftes im Verhältnis zum Papierton, Ausführlichkeit und technischer Aufwand zur Zeitspanne, die für die Herstellung zur Verfügung steht – zum Beispiel kurz vor Einbruch der Dämmerung –, Ausführlichkeit und technischer Aufwand zum Format des Papiers.

Die Wahl des Werkzeugs zur just vorhandenen Konzentrationsfähigkeit: bei mangelnder Konzentration ist es töricht, Tusche und Pinsel zu wählen – man nimmt besser ein mittleres Blei und tut so, als wolle man eine unprätentiöse, lediglich die Angelegenheit klärende Notiz machen.

Mit Aufmerksamkeit sollte man auch einen Moment nach innen gucken, um vielleicht auf Anhieb die eigene Stimmung zu erkennen, in die uns der Anblick des Motivs gebracht hat, um nämlich danach das Werkzeug auszuwählen. Man braucht sich nicht sinnigerweise für das Naheliegende zu entscheiden: und für eine relaxe und milde Gemütslage den sanften Pinsel und die zarte Sepia nehmen. Nur die Wahl einer für diesen Moment unangebracht extrem spitzigen und pechschwarzen Feder, um ein opponierendes Stakkato damit zu kratzen, ist etwas ganz anderes, als eine unbedachte und törichte Benutzung derselben; womöglich nur aus Gründen der Gewohnheit, weil man ein öffentlich bekannter Spitzfederzeichner ist. – Solche und ähnliche Verhältnisse sollen vom Zeichner in die Balance gebracht werden.

Der Mensch ist auf Expansion aus. Bei der Zeichnung ist das Gegenteil gegeben: alles bewegt sich von den begrenzenden Seiten zur Mitte. Was immer sich auch an vermeintlich weltbewegenden Absichten Luft verschaffen will – die Luft ist nur innerhalb der vier Ränder des Blattes vorhanden.

Kinder, die just mit dem Zeichnen anfangen, kommen da noch ins Dilemma: nie reicht ihnen der Papierbogen aus, wenn sie einen ganz langen Lulatsch zeichnen wollen. Und immer nehmen sie dann einen nächsten, womöglich noch größeren Bogen.

Man könnte sagen: das Maß sei die Muse.

Im Spiel mit den Maßstäbchen gibt es einen diktatorischen Mitspieler: das Auge, wie's so ist in seiner physikalischen Beschaffenheit und Abhängigkeit: es fühlt sich in der Mitte aller seiner Möglichkeiten am wohlsten. Woraus folgt, daß ich meine Absichten nur in einem schmalen Ausschnitt aus dem Spektrum seiner Möglichkeiten äußern kann, wenn das Auge sich wohl fühlen soll: eine übertriebene, gewerbliche Fummelei im Minuziösen ist ganz sinnlos, wenn man dafür eine Lupe braucht. Ebenso verhält es sich mit einer gigantischen Fläche, die gleichzeitig nur von einer Gesellschaft gesehen werden kann, wo man dann sagt: viele Augen sehen mehr als zwei.

Aber auch in sublimen Fällen ist es so – im Verhältnis von zeichnerischem Aufwand zum Papierformat: eine gequälte Detaillierung im kleinen Format beleidigt das Auge ebenso, wie die leere Geste im großen: es ist lustlos und spielt nicht eigentlich mit, sondern bestätigt nur, daß da eine optische Störung ist.

Durch die Gewöhnung an das Zeichnen nach der Natur wird das Zeichnen zu einem immerwährenden Zeichnen und der Unterschied zwischen ES und dem Gucken verwischt sich. Der Zeichner guckt zeichnend und schläft wie die Hasen mit offenen Augen. Homo pingens.

Aber es ist nichts so gewichtig, als daß es nicht auch übersehen werden könnte. Auch scheint es mir ganz sinnlos, ein bedrückend ekliges und wahnsinniges Erlebnis aufs Papier zu übertragen, wenn ich es damit nicht zugleich in Harmonien auflöse.

Ohne solche Auflösung wär's eine Verdoppelung des Mißvergnügens. Und außerdem würde es mich an etwas gewöhnen, woran man sich nicht gewöhnen sollte.

Der Appell ist eine Sache fürs Plakat.

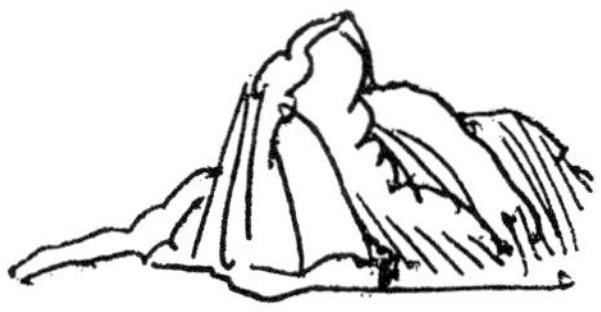

Für denjenigen, dem alle diese Einschränkungen und die dennoch unzählbaren Möglichkeiten innerhalb des Reglements das eigentliche Vergnügen bedeuten, für den ist eine Zeichnung nur ein Papier, auf dem alle Leidenschaft zur Ruhe kommt und alle Vorstellungen lebendig werden.

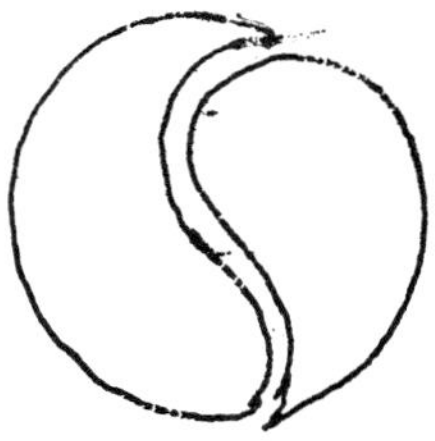

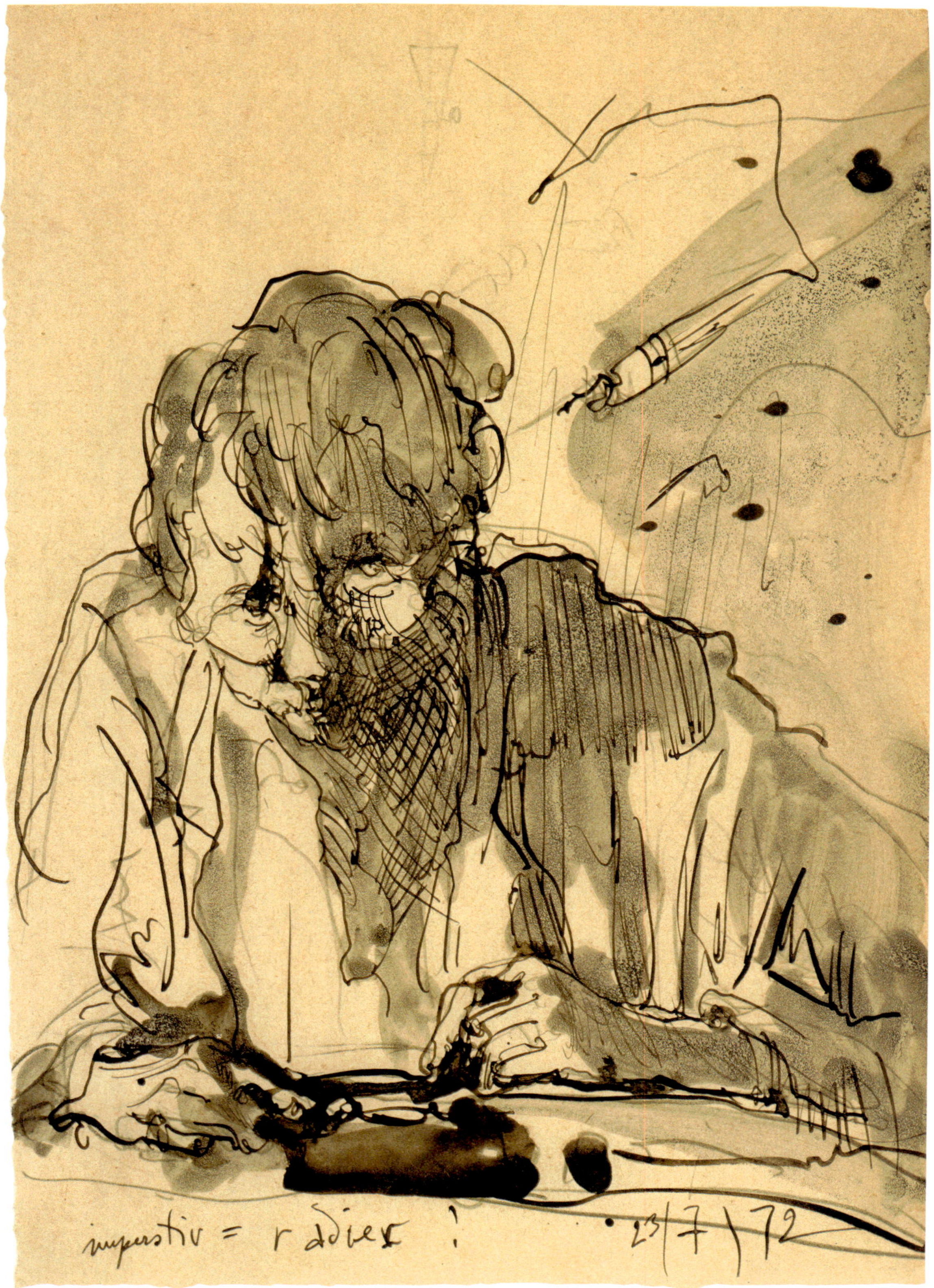

4 *Selbstbildnis »Imperativ = radier!«*, lavierte Federzeichnung, 23. Juli 1972

HOKUSAI'S SPAZIERGANG:
DIE HERSTELLUNG EINER RADIERUNG

Indem wir eine Beschreibung des römischen Karnevals unternehmen, müssen wir den Einwurf befürchten: daß eine solche Feierlichkeit eigentlich nicht beschrieben werden könne. Eine so große lebendige Masse sinnlicher Gegenstände sollte sich unmittelbar vor dem Auge bewegen und von einem jeden nach seiner Art angeschaut und gefaßt werden.

Allein die Bedenklichkeiten sind bald gehoben, wenn wir uns näher erklären; und vorzüglich wird die Frage sein: Ob uns die Beschreibung selbst rechtfertigt.

Johann Wolfgang von Goethe: Römischer Karneval, 1788

Die Radierung:

eine Metallplatte,
in die das gewünschte Motiv hineingeätzt,
hineingekratzt,
hineingeschabt
oder gebohrt ist.

Alle Farbe für den Abdruck ist IN der Platte – alle Farbe wird beim Abdruck aus den geätzten gekratzten, geschabten und gebohrten Vertiefungen, die zusammen mein Motiv ausmachen, aufs Papier abgegeben.

Eine der geläufigsten Arten der Radierung, ist die GEÄTZTE.
Nur von dieser ist hier die Rede.
Ihre Herstellung basiert auf: Metall,
säurefestem Lack,
Säure.

Die Besonderheit dieser gewöhnlichen Species muß betont werden:

»Während ich in DIESEM Moment auf der Platte etwas in den Lack vorzeichne, was erst in der nächsten Stunde geätzt wird, denke ich bereits an die Ätzung – inwiefern diese dasjenige, was ich jetzt gerade zeichne, in einem geplanten Sinne abändern wird, damit eine Wirkung entsteht, die ich jetzt im Auge habe, aber unmöglich jetzt auch schon herstellen kann.«

Um die folgenden Beschreibungen nicht so wirr erscheinen zu lassen, wie den vorausgegangenen zutreffenden Satz, habe ich dem ganzen einen Verlauf gegeben, der ungefähr dem Wesen der beschreibenden Darstellung angemessen ist, aber nicht unbedingt mit dem Herstellungsablauf einer Radierung übereinstimmt.

Deshalb ist der Leser gebeten, zuerst das ganze Stück durchzulesen und sich nicht an Unverständlichkeiten zu erregen, die sich ein paar Seiten später auflösen und erklären.

Die polierte Kupferplatte:

Als erstes putze ich diese Platte mit einem weichen Lappen und ein paar Tropfen Terpentinersatz, lasse die Terpentinschlieren trocknen und poliere dann mit leichter Hand und einem noch weicheren Tuch nach. Dieser Putz ist in jedem Fall nötig – auch dann, wenn die Platte ganz und gar sauber erscheint; denn nebenbei entfernt er alle Fettfingerabdrücke und andere feine Fettflecken, die man leicht übersieht. Fettrückstände würden aber verhindern, daß die als nächstes aufzutragende Lackschicht an allen Punkten richtig anhaftet, was wiederum beim späteren Ätzen entsetzliche Folgen hätte. Also: Putz muß sein, und die wunderbar spiegelnde Platte zeigt einem dann das eigene Gesicht so genau, daß man gleich draufkommt, ob Mißlaunigkeit, Gutlaunigkeit oder Übermut, verkrampfte Konzentration oder aber aufmerksame Lässigkeit am Anfang der Arbeit stehen.

Zum Auftragen der säurefesten Schicht benutze ich den handelsüblichlen, hart-trocknenden Asphaltlack, nach Gefühl mit Terpentinersatz verdünnt. Für eine grobe und unwichtige Absicht kann man ihn mit einem Irgendwie-Pinsel und in geringer Verdünnung auftragen, aufstreichen oder auftupfen. Hat man aber eine bestimmte Absicht, kann dieser Teil der Vorbereitung nicht dem

Zufall überlassen werden: je dünner zum Beispiel die getrocknete, fertige Lackschicht, desto feiner der Strich von spitzer Nadel. Für einen feinen gleichmäßigen, dünnen Auftrag nimmt man am besten einen weichen Flachpinsel und verreibt ein nur durch Erfahrung zu regulierendes Quantum verdünnten Lacks in nicht zu häufig wiederholten Rauf- und Runterbahnen und Hin- und Herbahnen über die Platte. Ist das auf die Platte getunkte Lackquantum zu groß und muß man, um die beabsichtigte Dünne zu erreichen, dieses zu oft rauf und runter und hin und her über die Platte und über die Plattenränder hinaus treiben, so wird in dieser Zeitspanne ein Teil des Terpentins verdunsten, der Lack wird zähflüssig, und die einzelnen Pinselbahnen fließen nicht mehr gleichmäßig zusammen: in der Mitte einer jeden Bahn wird die Schicht dann zu dünn und an den Verbindungsnähten zu dick.

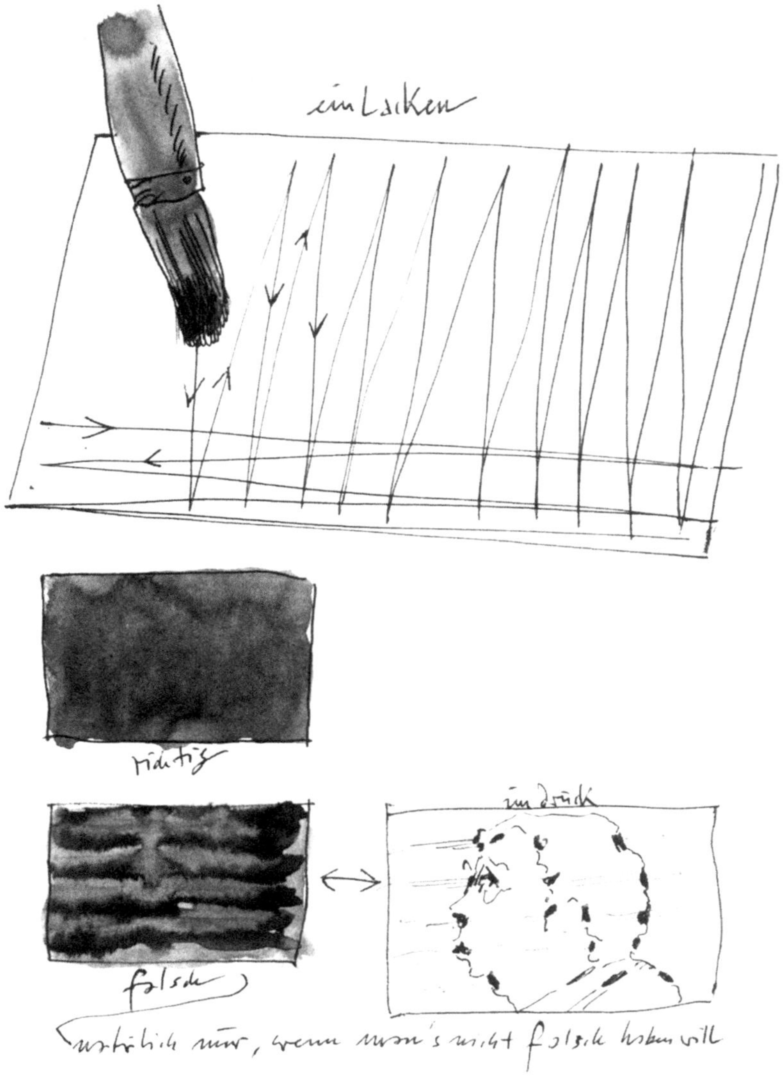

Als Radiernadel ist so ziemlich alles geeignet, was hart und spitz ist. Gewöhnlich nehme ich einen Griffel mit Diamantspitze, wie ihn Juweliere und Uhrmacher zum Prüfen irgendwelcher Materialien benutzen. Beabsichtige ich aber einen extrem dünnen, zarten und womöglich spinnenweb-zittrigen Strich in extrem dünner Lackschicht, so befestige ich mir eine aufgebogene Sicherheitsnadel auf irgendeinen Stiel: wie Bleistift oder Federhalter verkehrt herum oder auch nur ein dünnes Stöckchen. Diese Nadel muß wegen ihrer schnellen Abnutzung öfters ausgetauscht werden.

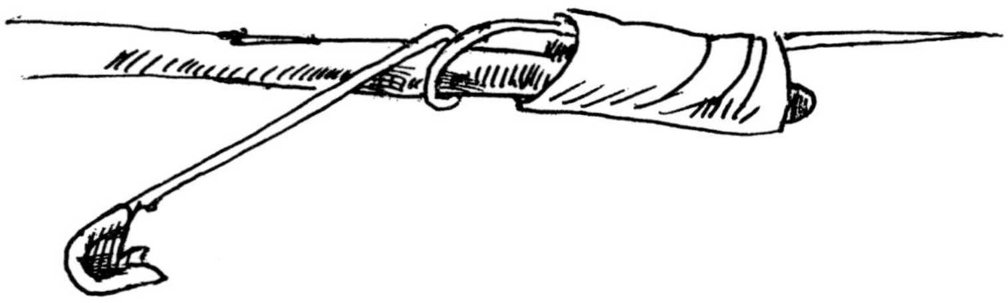

Ob Diamant, Sicherheitsnadel, Stecknadel, Nagel oder spitze Schere – man wird sehen, was für die jeweilige Absicht als Werkzeug brauchbar ist. Für eine ganz übermütige Absicht ist all dies nicht nötig: indem man die lackierte Platte zum Beispiel mit einem geregelten, flachen Wurf über das Straßenpflaster schlittern läßt. Was man danach in den Händen hält, ist eine höchst amüsante, von Nadel und Hand nicht herzustellende Kratzelei – eine Naturzeichnung gewissermaßen, wenn man den Werfer dazurechnet. Ähnliches entsteht, wenn die dünnlackierte Platte ins Bücherbord geschoben wird. Jeden Tag oder nur bei tatsächlichem Griff nach Lektüre umgeschoben oder umgestellt, hat man nach einer Woche oder einem Jahr die schönste Tagebuchradierung, wenn die Schrammen so belassen werden und ein Datum hinzugefügt und beides geätzt wird.

Anmerkung: eine unbeabsichtigte Schramme oder ein falsch gelaufener Strich wird einfach neu überlackt – eine Korrekturmöglichkeit vorm Ätzen.

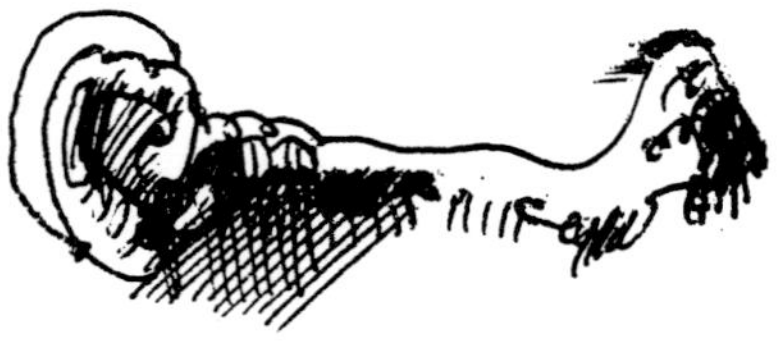

Zurück auf den Faden: die Platte ist gelackt und muß trocknen. Je nach Temperament oder Stimmung kann man nun eine zweite schon präparierte Platte bekritzeln oder aber zuwarten und auf- und abgehen, oder ein Gespräch haben mit einem, den man auf diesen Zeitpunkt zitiert hat. Das Trocknen und Erhärten des Lackes dauert eine halbe Stunde. Aber als Alibi für ein vergnügliches Gespräch kann man auch sagen: es dauert zwei Stunden.

Hiermit wäre die Platte säurefest isoliert.

Ich habe neulich eine relativ exakte Kopie nach einem Hokusai-Holzschnitt radiert: perlenbewachender Drache. Beim Nachtasten der Vorlage entstand mir ein Landschaftsbild im Kopf: der Drache bildete sich zu einem kleinen Felsareal um, in dem ein Bach oder eine Quelle fließt.

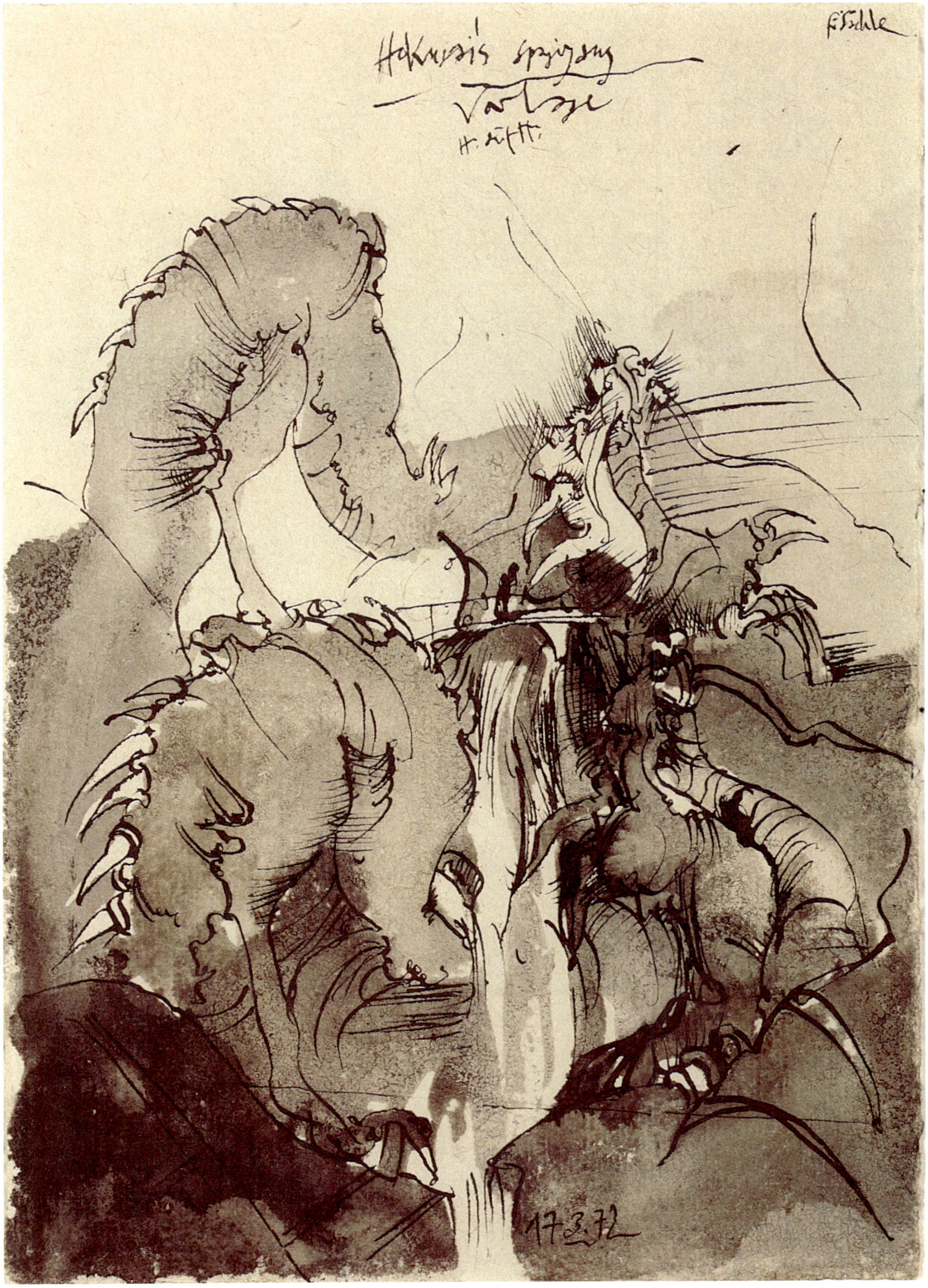

5 *Vorlage zu »Hokusai's Spaziergang«*, lavierte Federzeichnung, 22. Juli 1972

Für die hier beabsichtigte Demonstration will ich diese Vorstellung verwirklichen: eine Felslandschaft in der ein Hokusai spaziert.

»Hokusai's Spaziergang«

Mag sein, daß ein flüchtiger Entwurf nötig ist. Auf keinen Fall sollte er zu ausführlich sein. Der größte Teil der Erfindungen sollte auf der Platte selbst gemacht werden, denn das Ritzen in Lack und auf Metall ist gänzlich verschieden zum Zeichnen auf dem Papier; und der einer Vorzeichnung exakt nachgezogene Strich sieht auf der Platte blöd und tot aus. Besonders tot – ich meine extremtot.

Meine Radierung teilt sich in drei Herstellungsphasen:
1. Die reine Strichätzung der Zeichnung – Innenzeichnung – und Kontur
2. die Flächenätzung der Grauwirkungen
3. die Kaltnadel – was heißt: Kritzelei und Zeichnung, die nicht geätzt wird und in dieser Radierung nur als pointierende Spielerei verwendet ist.

Hab ich nun meine Visiönchen vom fertigen Bild im Kopf, muß ich besonders darauf achten, in der ersten Phase der drei erwähnten nicht zuviel Aufwand zu treiben. Eine erwünschte Wirkung, die aus dem Ätzen der Fläche zuzüglich der dann schon vorhandenen Lineatur entsteht, darf ich, ungeduldig, nicht schon beim Linienziehen erreichen wollen. Das heißt: ich darf mich nicht von dem extrem Unscheinbaren dieser ersten Phase, dem mageren Strich, innervieren lassen, und in diesem Moment etwas wollen, was dem nächsten vorbehalten ist.

Die Linie – die Dicke des geätzten Striches ist nicht allein abhängig von der Feinheit oder Gröbe der Nadel. Ein nur kurz geätzter, nur Sekunden oder paar minutenlang geätzter Strich, bleibt so zart und dünn, wie die Nadel ihn in den Lack gezogen hat. Derselbe Strich wird aber bei längerer Ätzdauer nicht nur in die Tiefe, sondern auch, relativ weniger, in die Breite gefressen. So können aus zwei zwillingsgleichen in den Lack gezogenen Strichen ganz und gar ungleiche Brüder werden, wenn der eine viel länger im Säurebad bleibt als der andere. Oder: wenn man die Ätzung einer zehn Zentimeter langen Linie alle paar Minuten unterbricht, die Platte aus der Säure nimmt und jeweils zwei Zentimeter mit Lack abdeckt, dann teilt sich am Schluß der Prozedur die Linie in 5 verschieden dicke Abschnitte. Oder: will man eine extrem dicke kordelartige Linie haben, zieht man zwei parallele Linien dicht nebeneinander in den Lack: – beim Ätzen fressen sie sich zu einer dicken Kordel zusammen. Die Säure wird also erst den Strich machen, den Du ihr vorzeichnest, und dabei kann die Nadel so sanft durch die Lackschicht gezogen werden, daß sie das Metall nur freilegt, ohne es anzukratzen. Kurzum: wo Du oberflächlich dahertendelst, gräbt die Säure Dein Grab.

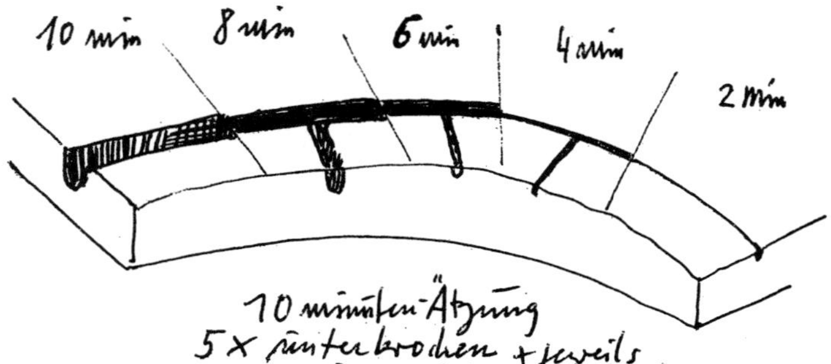

Ich habe jetzt meine Striche gezogen:
ich habe den Horizont, die Uferlinie, den Drachen-Kontur und die Linien seines Innenlebens und seines Stachelschmucks gezogen – habe sozusagen das Fangnetz über alles geworfen. Und könnte nun die erste Ätzung machen.

ABER das Allerwichtigste beim Radieren ist etwas, worauf der Anfänger selten achtet und nur die Genies unter den Laien draufkommen:

Diese hübsche kleine Radierung – und das soll sie doch werden – sie steht und fällt mit dieser ersten, so unscheinbaren Kontur und Zeichnung. Sie sind die Hauptlinien, das Fundament, die Stützbalken. Nun hat die Radierung aber zwei Seiten: einmal die, die das Motiv trägt und dann eine Rückseite. Und ein noch so gewichtigtuender Einfall auf der Motivseite ist nichts wert, wenn man die Rückseite der Platte nicht mit Lack abdeckt, bevor man das ganze in die Säure legt. Aller Witz, jeder Gedanke, die innigsten Gefühle sagen der Säure nichts; sie frißt sie weg. Sie ist nur durch Asphaltlack zu zügeln.

Ich muß also jetzt die Rückseite der Platte sichern.

Die Wirkung der Säure ist um so stärker, je größer die Angriffsfläche, die freigelegte oder freigelassene Metallfläche ist. Wäre also die ganze Rückseite ungeschützt, würde sich die Ätzkraft durch die bei diesem Vorgang entstehende Hitze potenzieren: man könnte gar nicht schnell genug zugreifen um das brodelnde und stinkende Furioso zu unterbrechen. Mindestens würde die belackte und bezeichnete Seite heftig lädiert; aber manchmal gerät auch die ganze Platte futsch, wenn man sich ahnungslos ins Nebenzimmer begibt und erst nach Minuten zurückkehrt.

Die dick lackierte Rückseite muß gut trocknen.

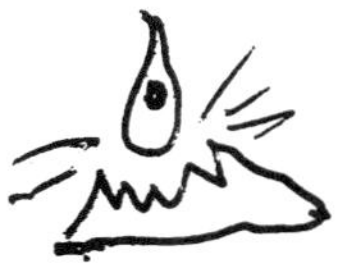

Die letzte Entscheidung für eine eventuell notwendige Korrektur im Detail treffe ich auf dem Weg zum Ätzzimmer. Am Zeichentisch hab ich nicht die nötige Distance zu meiner Kritzelei. So wie gewisse Mütter auf dem Weg zu einer wichtigen Einladung erst in dem Moment, wo sie auf die Straße treten, die letzten Zurechtzupfungen an ihrem Kind vornehmen, so werfe ich den letzten kritischen Blick auf meine Platte, wenn ich schon auf der Treppe zum Ätzzimmer bin. Irritiert mich nur weniges, laß ich es so. Gefällt mir manches nicht, kehr ich noch mal an den Zeichentisch zurück, um die Sache in Ordnung zu bringen.

Das Ätzzimmer sollte ein gutes Stück vom Schlaf-, Eß- und Zeichenplatz entfernt sein, weil das Inhalieren der Säuredämpfe schädlich ist – man verdächtigt es dringlich als Krebserreger.

Zum Ätzen ist handelsübliche 80 % rauchende Salpetersäure, die man mit Wasser verdünnt, das übliche.

Zur Verdünnung gilt als grobe Regel:
auf 1 Teil Säure: 3–5 Teile Wasser bei Kupfer, 5–10 Teile Wasser bei Zink.

Als Behälter eignet sich eine Kunststoff- oder Glasschale. Sinnvoll ist es, die Säureschale in unmittelbarer Nähe eines Beckens mit fließendem Wasser zu stellen.

So ist beim Ätzen größerer Flächen manchmal eine sehr schnelle Unterbrechung notwendig und ein ebenso rasches Abspülen der Platte. Aber auch beim gewöhnlichen Arbeiten muß fortwährend immer irgendetwas gespült werden. Vor allem die Finger, wenn ich sie, zu ungeduldig, um erst die

Gummihandschuhe anzuziehen, für kleine kurzzeitige Aktionen in die Säure getaucht habe. Für solche Aktionen reicht die natürliche Fettschicht der Haut als Schutz. Aber nachgespült werden muß trotzdem.

Besonders aber soll Wasser parat sein bei kleinen Unglücksfällen, wie das Verschütten unverdünnter Säure. Nur mit Wasser und nochmals Wasser ist die Katastrophe zu verdünnen, – nur mit Wasser kann man die Aggression der ausgebrochenen Säure zügeln und mildern. Wasser wirkt auf Säure wie eine riesige Fläche auf einen geistreichen Einfall – tödlich.

Am besten, man staut für alle die Gelegenheiten das Wasserbecken auf und läßt den Zufluß etwas laufen, damit sich das Wasser kontinuierlich erneuert und durch das häufige Abspülen nicht zu einer dünnen Ätze wird.

Meinen Vorstellungen entsprechend hab ich nun die reine Linienzeichnung geätzt. Die Platte ist abgespült und wird noch einmal dicht unter der Lampe sorgfältig geprüft, indem ich mit einer Nadel die Tiefe der Ätzung abtaste – ob sie mir genügend erscheint oder ob ich sie tiefer wünsche und noch einen Moment weiterätzen muß. Denn als nächstes wasche ich mit reichlich Terpentin die Asphaltschicht ab, und danach ist an dieser Sache nichts mehr zu ändern.

Legt man Wert auf einen akkuraten, sauberen Zeichenplatz, erledigt sich diese Waschung am besten gleich im Ätzzimmer, denn das Terpentin-Lackgeschmiere ist gewaltig.

Wieder am Zeichentisch

Möchte ich meine Platte noch einmal auf Hochglanz polieren, muß ich es jetzt machen; denn bei den nun folgenden Ätzungen entstehen hochempfindliche Flächen, die eine Behandlung mit Metallputzmittel nicht vertragen.

Einwurf: – je oxydierter oder schmutziger und damit rauher eine Platte ist, um so grauer wird im Druck das Weiß – der sogenannte Plattenton. Mehr oder weniger starkes Polieren mit einem Metallputzmittel macht sich in Unterschieden bemerkbar. So könnte ich, wäre meine Platte nicht von vornherein eine hochglänzende, durch intensives und längeres Putzen partiell der Himmelpartie, diesen, im Druck heller erscheinen lassen, als das Wasser zwischen den Felsen – und umgekehrt.

Bevor ich nun Teile der Platte für eine zweite Ätzung abdecke, säubere ich sie abermals im ganzen mit Terpentin, da sich die Putzmittelrückstände in den geätzten Linien nicht mit dem Lack vertragen. Sie stoßen den frischen flüssigen Lack ab, was eine sehr lustige Wirkung macht, die man für einen speziellen Fall mit Absicht nutzen könnte, was hier aber vermieden werden soll.

Flächenätzung

Die Platte ist wieder trocken und blank, und ich decke nun mit einem relativ feinen Aquarellpinsel sorgfältig alles ab, was ungeätzt bleiben bzw. im späteren Druck als Weiß erscheinen soll. In diesem Fall: Himmel und Wasser.

Die nicht abgedeckten Bezirke würden – in diesem Zustand geätzt – eine gleichmäßige, durch keine Schattierung gestörte, mehr oder weniger graue Fläche im Druck abgeben. Da ich aber nicht die Absicht habe, solch einen grauen Schattenriß zu machen, müssen auf den freien, ungedeckten Metallflächen ein paar technische Vorsorgungen getroffen werden. Es gäbe da allerhand kleines virtuoses Tröpfeln, Tupfen, Fingeraufdrücken und Schmutzaufpusten, aber im hier demonstrierten Fall genügt ein bißchen Anspritzung: um die dunklen Abschattierungen am oberen Rand der Felsen, innerhalb des Drachens und im Vordergrund, wo dieser ans Wasser stößt, herzustellen, muß ich diese Gegenden mit unverdünntem, zähem Lack anspritzen. Man gebraucht am besten einen kleinen Pinsel mit steifen, kurzen Borsten, tunkt ihn knapp in den Lack und verfährt nun so wie die, die mittels einer Zahnbürste und Übermut Wasser ins geliebte Gesicht der Mutter spritzen, indem sie nämlich mit dem Finger in die der Mutter entgegengesetzten Richtung über die Borsten streichen. Diese äußerst feinen Lackspritzerchen bewirken, daß beim Ätzen winzige Metallnoppen stehen bleiben, an denen sich bei der Druckvorbereitung mehr Farbe festhalten kann, als an den glatteren geätzten Flächen.

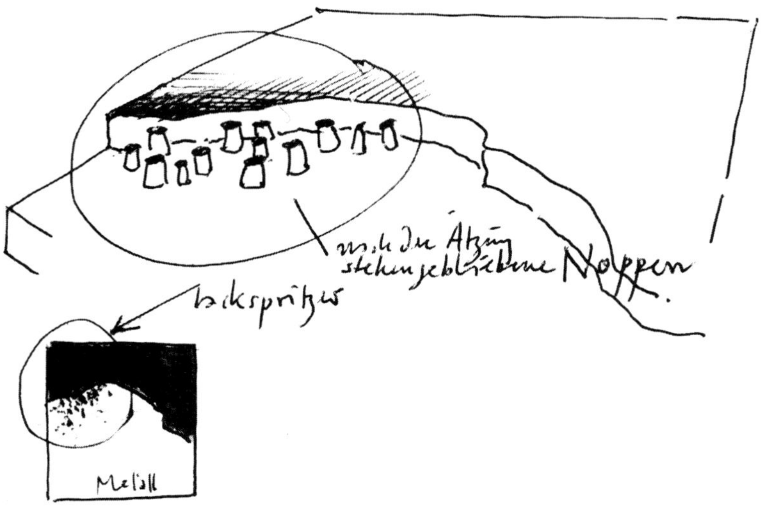

Im selben Arbeitsgang werden noch ein paar weitere Spielereien aufgetragen: so das Auge des Drachen und die fünf getupften Perlen am unteren Bildrand; aber auch die kleinen Wischer, die um den Drachenkopf weiß erscheinen und ebensolche im Rumpf rechts.

Bei den winzigsten Spritzern ist die Spitze der späteren Metallnoppen so fein, daß sie von der drumherumhaftenden Farbe übersumpft werden. Sowie die Spritzer oder Flecken aber eine größere Ausdehnung haben, erscheint dann im Drumherumdunkel die Spitze der Noppen oder Flecken weiß.

Klar, daß diese Tüpfelei besonders gut antrocknen muß – dann ist die Platte für den zweiten Ätzgang präpariert.

Eine relativ große Fläche ebengrau zu ätzen, braucht nur kurze Zeit – mitunter nur Sekunden bei gleicher Säurekonzentration, mit der die vorangegangene Zeichnung minutenlang geätzt wurde. Hier ist zu sagen: eine schwache, gebrauchte und mit Staub und winzigen Lackpartikelchen durchsetzte Säure erzeugt eine rauhe Fläche, die dann im Druck relativ dunkel ausfällt. Dagegen ergibt stärkere und saubere Säure – schärferes, schnelleres und sauberes Ätzen eine glattere Fläche, die im Druck heller erscheint.

Es macht auch einen Unterschied, ob man durch leichtes Schaukeln der Ätzschale die Säure bei ihrer Arbeit bewegt oder ob man sie ganz in Ruhe läßt. In ein Hin- und Herschwappen versetzt, ätzt sie eine glattere Fläche, weil sie in der primären Richtung ihres Angriffs, die von oben nach unten, gestört wird. Stellt man sich die Struktur des Metalls in winzigen Ausmaßen verschieden widerstandsfähig vor, und bedenkt man, daß sich eine Schicht der Schmutzpartikelchen auf der Platte ablagert, dann ist leicht einzusehen, daß sich die Unregelmäßigkeiten der Angriffsfläche auswirken, wenn die Säure gänzlich in Ruhe gelassen wird: – die Fläche wird ungleichmäßig und rauh geätzt.

Beim Hin- und Herschwappen dagegen werden die Schmutzpartikel von der Platte hochgewirbelt, und die bewegte Säure wirkt auf das Metall wie ein chemischer Hobel.

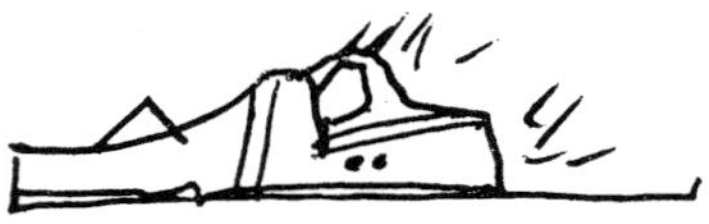

Ich ätze also meine Platte zum zweiten Mal, und das ist die erste Flächen- oder Stufenätzung; sozusagen eine Etage abwärts – im späteren Druck: von Weiß zum ersten Grau.

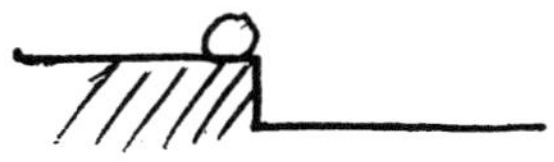

Die Platte hat 10 Sekunden in der Säure gelegen, und nun benutze ich beide Hände, um sie aus der Ätzschale heraus und hinüber ins Wasserbecken zu befördern. Sie muß nämlich bei diesem Transport in der Waagerechten gehalten werden, damit nicht durch schrägabfließende Säure unbeabsichtigte Schlieren in die Fläche ätzen, was im Druck einen scheußlichen Marmoreffekt gäbe.

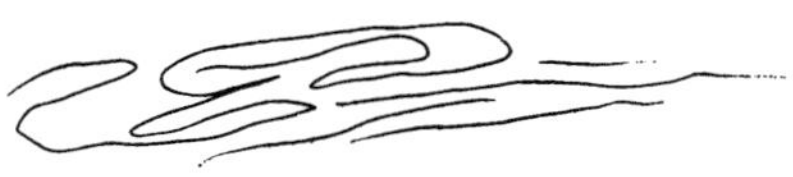

Wieder gespült – wieder trocken getupft – und in Erwartung des dritten Aktes …

Zwischenrede

Hier müßte dazwischengeredet werden, daß für den Radierer alle diese Tätigkeiten gar nicht lästig sind. Und wenn schon mal, dann nicht derart, wie dem Leser das Ablesen sich ständig wiederholender Wörter: Ätze, Säure, Lack, Terpentin, Pinsel, Putzlappen und Nadel. Für den Radierer bildet sich vielmehr aus den teergerüchigen und metallblitzenden Inhalten dieser Wörter eine kleine Werkstattecke mit ihren für Auge und Nase so angenehmen Reizen.

Ich erinnere noch aus der Kinderzeit den Schuhmacher auf der Sonnenstraße in Oldenburg, den ich für einen mürrischen und unhöflichen Kerl hielt, was sein Verhalten gegenüber der Kundschaft betraf. Ich genoß in seiner von Leder, Torf und Ofen balsamisch duftenden Werkstatt ein Gewohnheitsrecht auf eine Leseecke, wo ich allerdings weniger las, als vielmehr mir unverständliche Wörter unter den Gravüren der Schuhprospekte kaputtbuchstabierte. Und zu mir war der Kerl voll zahllosem Witz und milder Freundlichkeit.

Wenn aber eine Kundin hereingeklingelt kam und sich für Meister Schuh's Empfindlichkeit viel zu nah an ihn heranstellte, war's anders mit ihm: sagen, wir – er hatte just einen Schuh in 22 Ein-

zelteilen vor sich ausgebreitet und zupfte und fieselte mit einem für den Laien gänzlich undefinierbaren Griffel an eitlem Lederstück von ebenso mysteriösem Umriß herum – da konnte passieren, daß die Dame nach einem törichten Blick auf dies Puzzle mit verständlicher Heuchelei bemerkte: »Aha – so also.« Von meiner Ecke aus sah ich, wie sich mein Schuster bei solcher Rede im Nacken versteifte, dann in allen Bewegungen einhielt und erstarrte, und sich erst nach unendlich langen Sekunden wieder löste und schrecklich Unverständliches grummelte.

Und erst nach einer weiteren Pause, in der er seinen Sieg genoß, entließ er uns aus diesem kleinen Höllenstück, indem er sich angelegentlich nach dem Befinden des Gatten seines Opfers erkundigte.

Zurück auf die Platte. – Die erste Stufe ist geätzt, die bisherige Lackierung, die ja das spätere Weiß abdeckt, bleibt drauf, und ich lackiere nun einfach weiter: ich decke jetzt sorgfältig und nicht zu dünn alle die geätzten Bezirke ab, die in diesem Zustand erhalten bleiben sollen, und spare nur die Gegenden aus, wo ich mir in der ersten Stufe eine zweite runtergeätzt wünsche.

In diesem Fall bedecke ich alles, bis auf den Drachen. In ihm wird dann beim Weiterätzen nicht nur die zweite Etage entstehen, es werden sich vor allem die aus der ersten Flächenätzung stehengebliebenen und nach wie vor geschützten Noppen verschärfen, und die dann vertieften Zwischenräume werden noch mehr Farbe festhalten, als die weniger tiefen der 1. Ätzung.

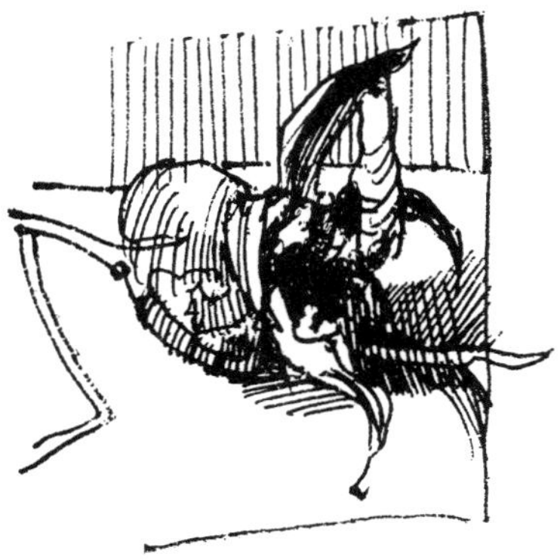

Zweite Flächenstufe geätzt

Würde ich die Arbeit jetzt als beendet ansehen, die Platte säubern und in diesem Zustand drucken, hätte ich ein Bild, bestehend aus Weiß, einer Lineatur und zwei unterschiedlichen Grauflächen. Ich würde dann sehen, daß die den Drachen umschließende hellgraue Landschaft zu ununterbrochen und öde ist, und der zweimal geätzte Drache in Teilen zu dunkel, amorph und zu schummerig.

Ich sage: die Arbeit ist noch nicht fertig. Trotzdem muß ich diesmal den Lack abwaschen, um dann abermals eine neue Abdeckung zu machen. Denn für eine Aufhellung oder Klärung des zu dunklen Drachen hätte ein Nur-Weiterätzen den gegenteiligen Effekt: der Niveauunterschied würde sich nur vergrößern, die Lineatur zerfressen, die ja noch vorhandenen Spritzer und Flecken würden die farbhaltende Wirkung der Noppen vergrößern, und alles würde noch dunkler und unklarer, und die Umgebung bliebe so öde wie bisher.

Aus diesem Grunde wasche ich also die ganze Platte vom Lack frei und decke nun alles noch mal dick ab, bis auf jene kleinen Partien, die ich erhellen möchte: Teile des Drachenkopfes, des Halses und den Teil des Beines rechts im Bild, wo dieses in den dunklen Komplex des Rumpfes führt.

Hier muß an die hobelnde Wirkung einer sauberen scharfen Säure erinnert werden. In einer solchen frisch angesetzten Säure ätze ich die erwähnten offengelassenen Stellen und hobele damit die verwirrenden Einzelheiten weg. Und obwohl diese Partien nun tiefer liegen als alle anderen, sind ihre Talböden so geglättet, daß sie im Druck heller erscheinen werden als die höherliegende Umgebung.

Ich gestehe es – eine Sache habe ich unterschlagen: ich wollte doch die zu eintönige Umgebung des Tieres beleben. Das ist nun in diesem selben Vorgang gleich miterledigt worden: den Bezirk rechts am Bildrand, neben bzw. hinter dem dunklen Drachenschwanz habe ich bei dieser letzten Einlackierung ebenfalls freigelassen und dann über diese Parzelle von oben rechts nach unten links mit dem kleinen Flachpinsel ein paar Lackbahnen gewischt und darauf geachtet, daß die Wischer nicht an den lackierten Drachenschwanz stoßen. Wer sich vor Augen führt, wie ein nicht abrupt, sondern allmählich endender, im letzten Moment angehobener Wischer aussieht, erkennt leicht, wieso die Wirkung an besagter Stelle so aussieht und nicht anders. Die Stelle zwischen dem Ende der Wischer und dem dunklen Drachenschwanz wurde von der Säure ebenso ausgeglättet wie die Teile im Kopf, Hals und Bein des Drachen.

Mit dieser 4. Ätzung alias 3. Stufenätzung wäre die Alchemie zu Ende. Aber eine Winzigkeit wünsche ich mir noch: ein paar zarte Schnurrhaare am Maul des Drachen, und damit diese nicht so verloren in dem ganzen Arrangement vor sich hinzittern, gleich noch einen ebenso dünnen Schriftkrakel im Himmel. Solches kritzele ich noch schnell in den Lack, ätze sehr kurz, tatsächlich zum fünften Male und sage: Schluß mit Säure.

Die Schnurrhaare stehen, der Lack ist runter und die Platte zum letzten Mal vorsichtig – vorsichtig mit Terpentin und sauberen weichen Tüchern geputzt.

Bleibt noch Phase 3 der Herstellung meiner Radierung: die Kaltnadelkritzelei.

Kaltnadel ist ein Wortmonsterchen, denn weder ist die Nadel kälter, als Nadeln gewöhnlich sind, noch ist die Temperatur besonders spitz. Gemeint ist: daß bei diesem Arbeitsvorgang keine Wärme entsteht, wie dies bei der chemischen Zersetzung, beim Ätzen, der Fall ist.

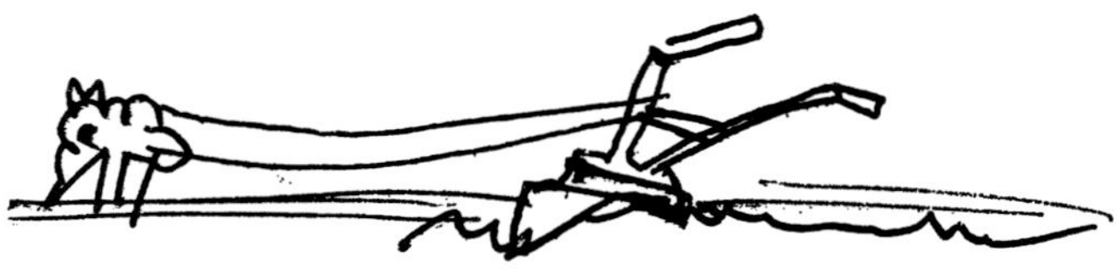

Während die Säure durch Fressen und Verdauen das Metall in einen anderen Aggregatzustand wandelt und damit für den Radierer verschwinden läßt, bewegt die Kaltnadel das Metall nur von einer Stelle zu einer anderen. Sie reißt, übers Metall gezogen, einen Graben und drückt den Inhalt desselben auf die eine oder die andere Seite, je nachdem von welcher Hand sie geführt und gewinkelt wird.

Ein Kaltnadelstrich ist also ein Graben mit einem einseitig aufgeworfenen Wall – letzterer auch »Grat« genannt. Zieht man mehrere Striche dicht und parallel nebeneinander, so wird's eine Abfolge von Graben-Wall-Graben-Wall, was im späteren Druck eine Wirkung macht, die, je nach Stärke des Aufdrückens, der Wirkung einer Bleistiftschraffur ähnelt. Je stärker ich die Kaltnadel ziehe, um so höher und tiefer Wall und Graben, um so tiefer die Grauwirkung – bis hin zum tiefen Schwarz.

Und alle mit der kalten Nadel gezogenen Linien oder Striche und Schraffuren haben keine scharfe Begrenzung. Im Gegensatz zu der sauber und plan in der Ebene liegenden geätzten Linie, werden durch die weniger tückische, dafür brutalere Physik der Kaltnadel die Ränder und die Kanten der Linie auf und hochgerissen, und die in diesem gezackten und gefetzten Graben-Wall-System hängende Farbe fisselt nach den Seiten aus und schließt sich bei enger Strichlage zusammen zu einem samtig wirkenden Grau oder Schwarz.

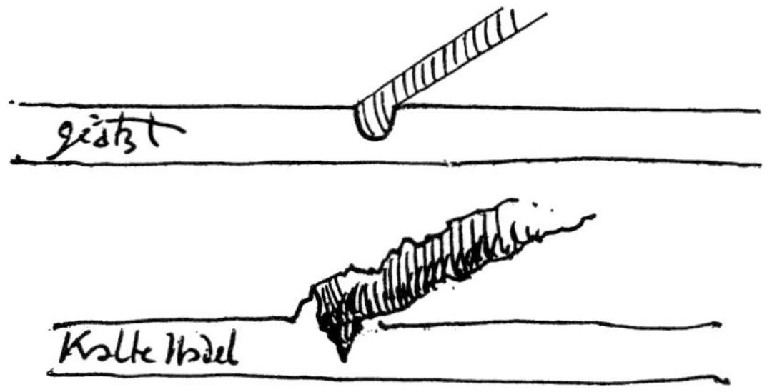

Auf dieser Drachenlandschaftsradierung sind vor allem die zarten und vergleichsweise flüchtigen Schraffuren im Wasser mit der kalten Nadel gemacht. Ansonsten nur die kleinen quer liegenden Schwärzen im Hals des Drachen und winzige Spielereien an der Stachelkante des Rückens.

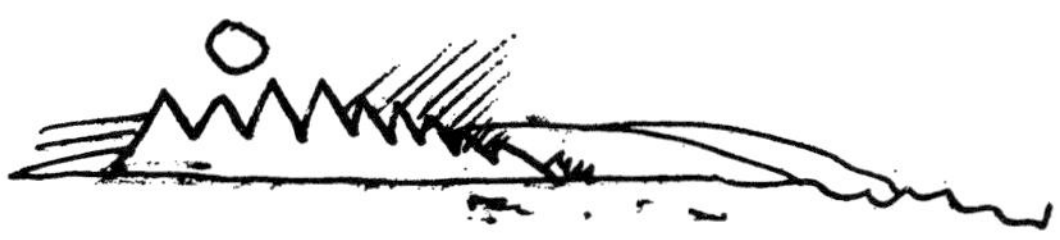

Meine Radierung ist nun fertig

Um aber einige notwendige und nur aus Gründen der Kontinuität ausgelassene Erklärungen nachzuholen, muß ich jetzt aber in einer simplen Fassung den Vorgang des Druckens darstellen.

Vorweg eine Bemerkung: die hier geschilderten Vorgänge sind nur ein winziges und obendrein planiertes Stück aus der riesigen Landschaft der Radiermöglichkeit, und ähnlich sind die Verhältnisse auf dem Gebiet des Druckens.

Der Druck

Unter den drei Druckarten Holzschnitt, Litho oder Radierung, also Hochdruck, Flachdruck und Tiefdruck, verlangt letzterer vom Drucker die größte Selbständigkeit. Vergleichbar der Selbständigkeit eines Zwillings, der nicht drauf aus ist, sich von seinem Zwilling abzusetzen, und damit alle seine Handlungen in Abhängigkeit zu dem anderen brächte – sondern der vielmehr sein Selbstverständnis in der Tatsache erkennt, ein Zwilling zu sein.

Um zu formulieren, wie entscheidend die Qualität des Druckes für die gute Radierung ist, könnte man scherzen, daß bei gleichen Verhältnissen ein gutlauniger Drucker und ein schlechtlauniger Radierer ein besseres Paar sind, als ein schlechtlauniger Drucker und ein gutlauniger Radierer. Und so erklärt es sich, daß der gute Radierer auf den guten Drucker angewiesen ist, und nicht umgekehrt. Denn es gibt genug schlechte Radierer, deren mißliche Produkte ein guter Drucker fast zum Guten wenden kann.

Die Druckpresse ist eine Apparatur, die einer Wäschemangel ähnlicher ist als dem, was der Laie sich unter einer Druckpresse vorstellt:

Zwei gewichtige, sich gegenläufig drehende Eisenzylinder – Walzen – liegen in einer monströsen Halterung über- bzw. aufeinander. Zwischen ihnen ist eine ebenso breite, auf kleinen Rollen gelagerte Eisenplatte eingeklemmt – der Drucktisch. Wenn nun die untere Walze mittels eines an ihrem einen Ende befindlichen Sternrades, ähnlich dem Steuerrad eines alten Kap Horners, gedreht wird, schiebt sich oder zieht sich der Drucktisch zwischen den Walzen durch. Von einer Seite auf die andere.

Auf dem Drucktisch liegt ein dicker Filz – das wär's fürs erste.

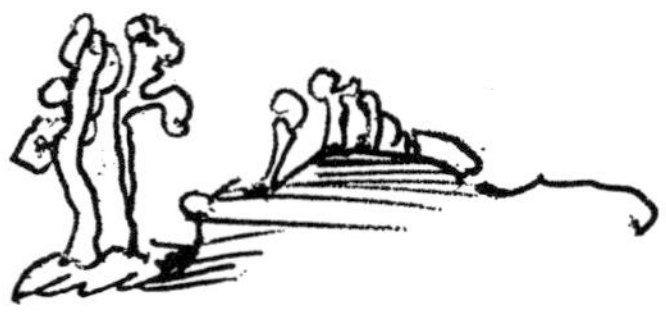

Die zu druckende Platte: eine flache Landschaft – eine Fläche, in der die eingeätzten Linien die Flüsse sind, die flachgeätzten Partien aufgerauhten Ackerflächen entsprechen, in der sich die mehrstufig runtergeätzten Gegenden wie flache Reisterrassen darstellen und die Kaltnadelkratzer die ausgeworfenen Gräben abgeben.

Dieses handliche Riesenspielzeug wird auf eine Wärmeplatte gelegt, ähnlich einer solchen, mit der aufgetischte Speisen warmgehalten werden.

Ist dann die Platte auf der Platte ihrerseits heiß, wird sie dick mit Farbe überdeckt – eingewalzt oder eintamponiert. Diese im kalten Zustand sehr zähe, fast harte, schwarze Farbe wird durch die Erhitzung geschmeidig, dünn und glitschig. Die Geräusche beim Einwalzen oder Eintamponieren erinnern an die Geräusche einer Liebesnacht mit Astarte.

Die aufgetragene, geschmeidige Farbe ist dabei in alle Rillen, Ritzen, Gräben, Täler und Löcher eingedrungen. Der größere Teil, der überflüssige, zum Füllen aller Vertiefungen nicht nötige Teil wird dann mit einem Spachtel, der über alle Vertiefungen hinweggleitet, ohne in sie hineinzugreifen, von der Platte wieder heruntergezogen oder geschoben. Am brauchbarsten ist ein simpler scharfgeschnittener Pappspachtel, der das Metall nicht kratzen kann.

Die Platte wird dann von der Wärme heruntergenommen, damit die in der Platte verbliebene Farbe durch Erkalten wieder fester wird – was für den nächsten Arbeitsgang notwendig ist.

In diesem Arbeitsgang liegt nun die eigentliche Kunst des Kupferdruckers: das »Ausschlagen« der Platte.

Zuerst nimmt er ein zusammengeprumseltes Stück gestärkte Leinengaze von handfüllender Größe. In rotierenden und Kreuz- und Querbewegungen und unter öfterem Wenden des Gazeknäuels vertreibt und verringert er allmählich und gleichmäßig die Farbe, solange bis die ungeätzt gebliebenen Flächen nahezu farbfrei sind und in den Vertiefungen nach seinem Ermessen genügend und ein weniges mehr Farbe verblieben ist.

Diese Prozedur macht keine Schwierigkeit, wo wie bei Himmel und Wasser theoretisch die Farbe entfernt werden soll. Von verschiedenen und verschieden tiefen Grauflächen nimmt man dagegen bei diesem Vorgang leicht zuviel Farbe weg, zumal dies erst die vorletzte Behandlung ist. Das folgende, letzte, feinste und wichtigste Ausputzen macht der Drucker mit der Maus, dem Ballen unterhalb des Daumens. Bei diesem Ausschlagen der Platte, zuerst mit der Gaze und dann mit dem Handballen, kommt es also auf die Feinfühligkeit an, mit der er den genau dosierten nötigen Rest Farbe streichelt, glättet, treibt und gleichmäßig und in keinem Moment mechanisch auf und in der Ätzung, verteilt. Ausschließlich bei der reinen Strichätzung läge die Wirkung in der Sache selbst – und das auch nur theoretisch. Bei jeder komplizierteren Platte liegt die zukünftige Wirkung in der Hand des Druckers. Ein wenig zuviel Mechanik, wenig zuviel oder zu wenig Farbe, streifige Unaufmerksamkeit oder ein während dieser Arbeit auftauchender Gedanke »gleich bin ich fertig« ist für eine gute Radierung tödlich.

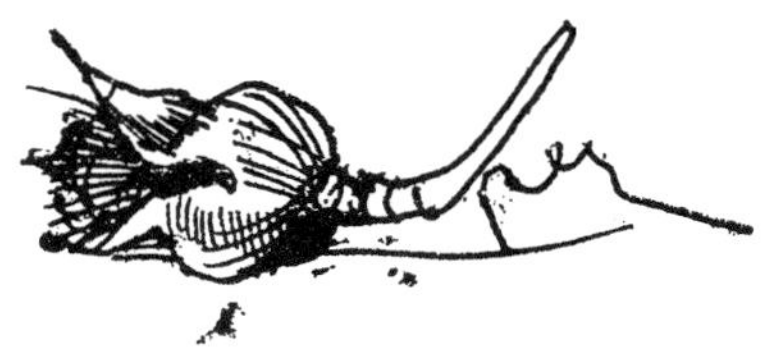

Noch eine Erwähnung zum Effekt, der sich aus der Stufenätzung ergibt. Indem ich an den Vergleich mit den flachen Reisterrassen erinnere: der Drucker wischt oder schlägt oder schlägt wischend von oben nach unten, sagen wir: talwärts gerichtet über die Platte. Dabei bleibt mehr Farbe im toten Winkel der Stufe hängen als oberhalb und unterhalb derselben – ähnlich dem Schnee in der Terrassenlandschaft bei heftigem Sturm. Das macht dann den besonderen Effekt einer einseitig vermischten Kontur, die an dieser Stufe entsteht.

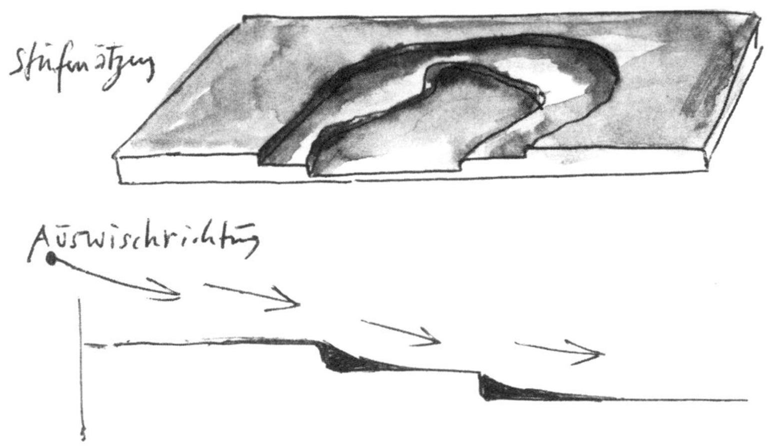

Bevor die soweit zugerichtete Platte in die Presse kommt, legt der Drucker sie nochmals auf die Wärmplatte zurück, um die inzwischen erkaltete Farbe für den Druck wieder geschmeidig zu machen. Das kalte Metall und die erkaltete zähe Farbe halten sich aneinander innig fest und würden sich nach dem Druck nicht voneinander trennen.

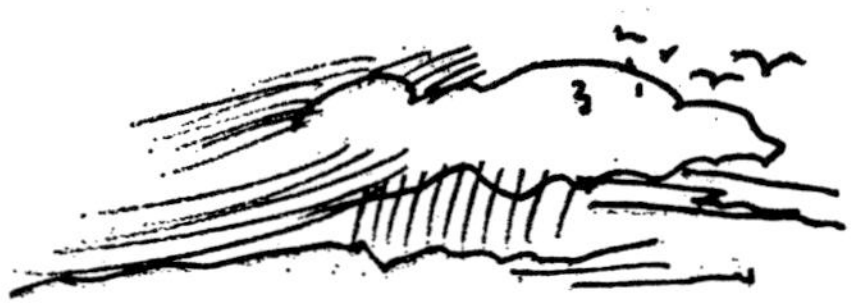

Ist Platte und Farbe also noch mal erwärmt, zieht der Drucker mit einem leichten Batisttuch vorsichtig ein paarmal über die erhitzte Platte – etwa so leicht, wie das Tüchlein selbst wiegt. Dadurch wird von der nun wieder geschmeidigen Farbe ein minimal Weniges aus den Tiefen hochgehoben, was im Druck die einzelnen Elemente der Zeichnung unmerklich zusammenzieht. Man nennt dies: Hochschummern.

Das Papier für den Druck ist am Tage vorher durch Wasser gezogen und über Nacht zwischen Pappen unter Beschwerung gepreßt worden. Es darf zum Zeitpunkt des Gebrauchs nicht zu naß und auf keinen Fall zu trocken sein. Seine erwünschte Fasson, von der jeweiligen Platte und von Erfahrung und Gefühl bestimmt, ist in etwa ›klamm‹ zu nennen.

Drucktisch und Filz sind vorbereitet: der Filz ist mit seinem einen Ende zwischen Drucktisch und Walze eingeklemmt und in seiner ganzen Länge über die Walze zurückgeschlagen. Der freie Tisch selbst mit einem Tröpfchen Terpentin von möglichen Farbresten gesäubert. Nun legt der Drucker die warmgehaltene Platte darauf und auf diese den vorher für eine zügige Handhabung zurechtgerückten Papierbogen, schlägt auf beides den Filz zurück und dreht dann die ganze Chose zwischen den Walzen durch; eher langsam als zügig, aber vor allem in einer gleichmäßig kontinuierlichen Weise.

Ist dies geschehen und alles auf der anderen Seite angekommen, schlägt er den Filz wieder über die Walze zurück und hebt das Papier ab, indem er eine Ecke faßt und diese flach und diagonal zur entgegengesetzten Ecke hin über die Platte abzieht. Dies muß sofort nach dem Durchdrehen gemacht werden, damit Platte und Farbe nicht gänzlich erkalten.

Dieses Durchdrehen oder Durchziehen des Drucktisches oder das flache diagonale Abziehen des Papieres, was mit dem Ziehen eines Abziehbildes nahezu identisch ist: ich weiß es nicht, welcher der beiden Vorgänge den Fachausdruck abgab: »einen Druck ziehen«.

Das war in sehr geraffter Form die Herstellung eines einzelnen Druckes. Bleibt nur noch zu erwähnen: in diesem Vorgang drückt also die Walze auf den elastischen Filz und vermittels des Filzes das weiche, klamme Papier in die Vertiefungen der Platte hinein. Das Papier hebt dann beim Abzug seinerseits ALLE Farbe aus der Platte heraus. Das soll sehr leise eine oft gestellte Frage beantworten: Ach – kann man denn mit der ganzen Vorbereitung nur jeweils einen Druck machen? – Ja, so ist es.

Der Druck ist gezogen – das Resultat liegt vor, und man freut sich oder auch nicht. Im erfreulichen Fall legt man den Druck zwischen zwei Pappen, weil das klamme Papier noch austrocknen muß. Aber auch im unerfreulichen Fall sollte man dies tun: durch die Trocknung hellt sich der Papierton wesentlich auf, was die Wirkung des Bildes sehr und womöglich zum Guten verändert. Auch sollte man in diesem Falle bedenken, daß sich ja während der langen Herstellung von der ganzen Sache im Kopf des Radierers eine Vorstellung gebildet hat, die trotz aller Erfahrung in diesem Metier meist sehr verschieden von dem nun endlich sichtbaren Resultat ist. Die natürliche Enttäuschung oder Überraschung macht im Moment für eine kritische Betrachtung blind. Also ist Zuwarten angebracht und erstmal trocknen lassen.

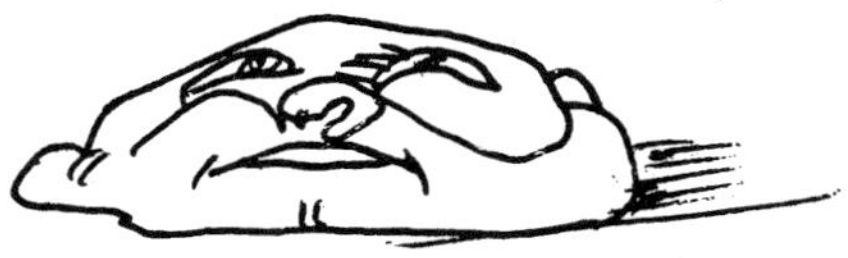

Lieber Leser
Das Bishierheralles, das zumindest
zum Versuch einer Beschreibung reizte,
macht zusammen EINE Radierung.

Das Resultat – es entsprach nicht meiner Vorstellung. Ich hatte mir die ganze Sache entschieden barocker in der Zeichnung und dramatischer in der Wirkung gewünscht. Auch ärgerte es mich, daß sich die Felskulisse oben rechts nicht für einen Augenblick in die Ferne öffnet. Kokett anspruchslos, wie ich bin, wär's für mich ein hübsches Motiv, wenn der Himmel dem Wasser nicht nachstünde, sondern seinerseits und auf seine Weise von oben in die Felsbarriere einbräche, wie dies die Quelle von unten her macht.

Finale

Die Radierung teilt
die plane Fläche
durch Geätztes und Ungeätztes
in Hoch + Tief
+ tauscht beim Druck
beides gegeneinander aus.

Das Tiefliegende in der Platte liegt im Abdruck obenauf, das Hochliegende der Platte, das nicht Weggeätzte, wird beim Druck tief ins Papier gedrückt.

Ich habe eine neue Platte genommen und mein Motiv wiederholt, und dieses ist mir gelungen.

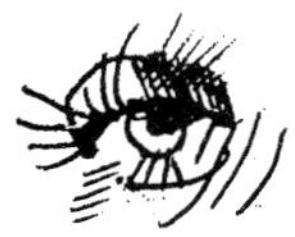

Von Tag zu Tag fühle ich mich unbrauchbarer für die unendlich zahlreichen Möglichkeiten dieses Lebens und sitze immer häufiger und stetiger am Arbeitstisch. Also könnte ich eigentlich eine mißlungene Radierung schnell vergessen. Aber entweder ist es der Zorn des Herrschsüchtigen, der das sich sträubende Ding nicht lassen will, oder es ist die Art, die mit Zinsen wuchert, oder es ist einfach nur der Kleinmut, den das Umsonst einer Arbeit ärgert – jedenfalls habe ich die mißlungene erste Fassung hergenommen und als Innereien für den eigenen Kopf verwendet – also wieder dahin zurückgelegt, wo ich's hernahm und wie ich es gelernt habe.

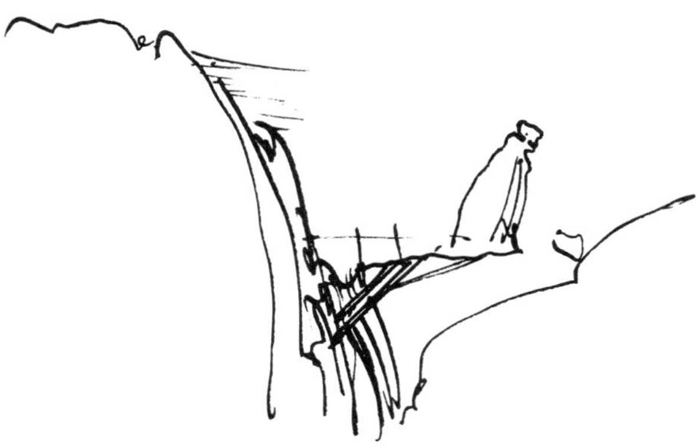

– Hokusais Spaziergang

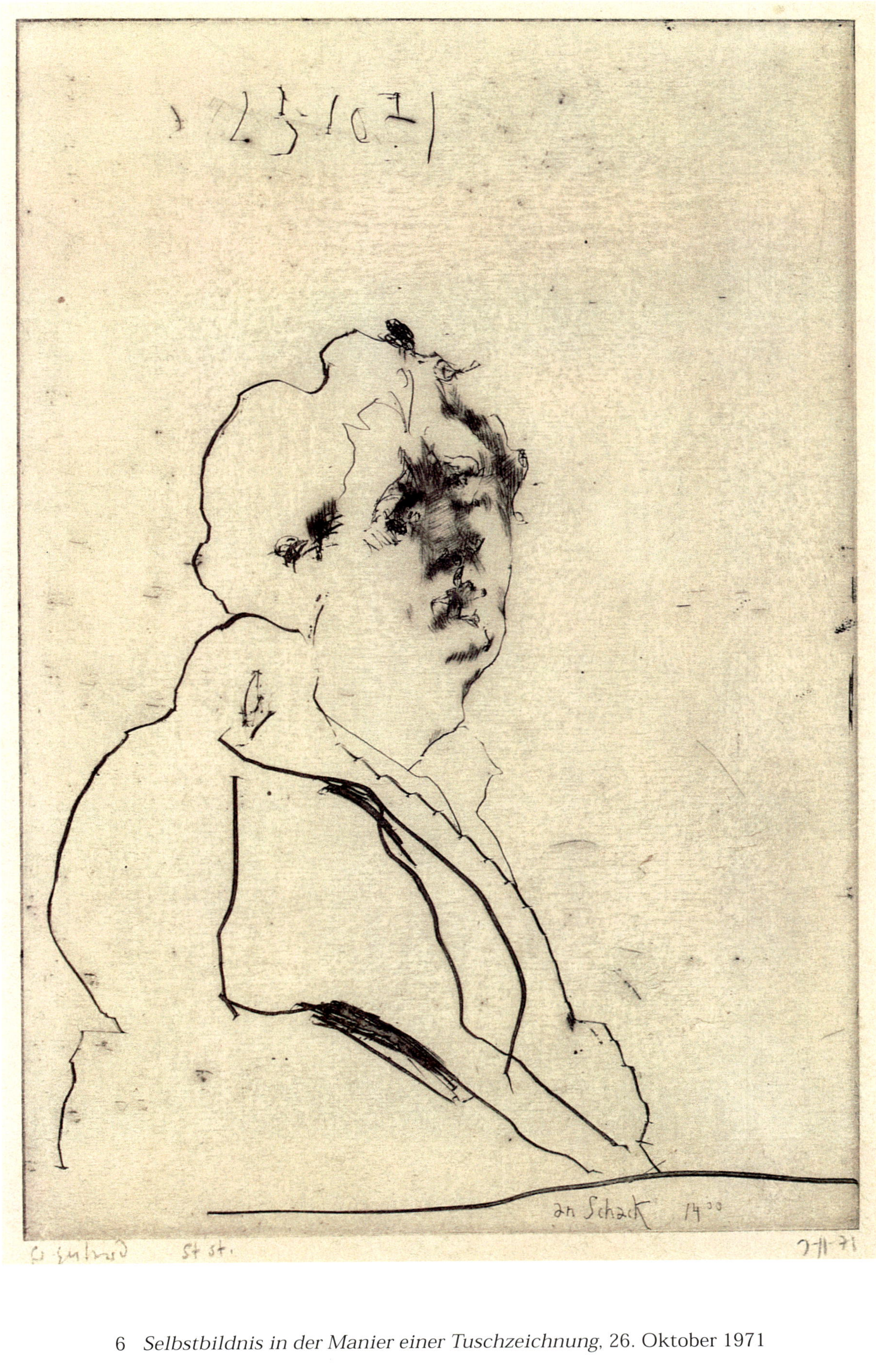

6 *Selbstbildnis in der Manier einer Tuschzeichnung*, 26. Oktober 1971

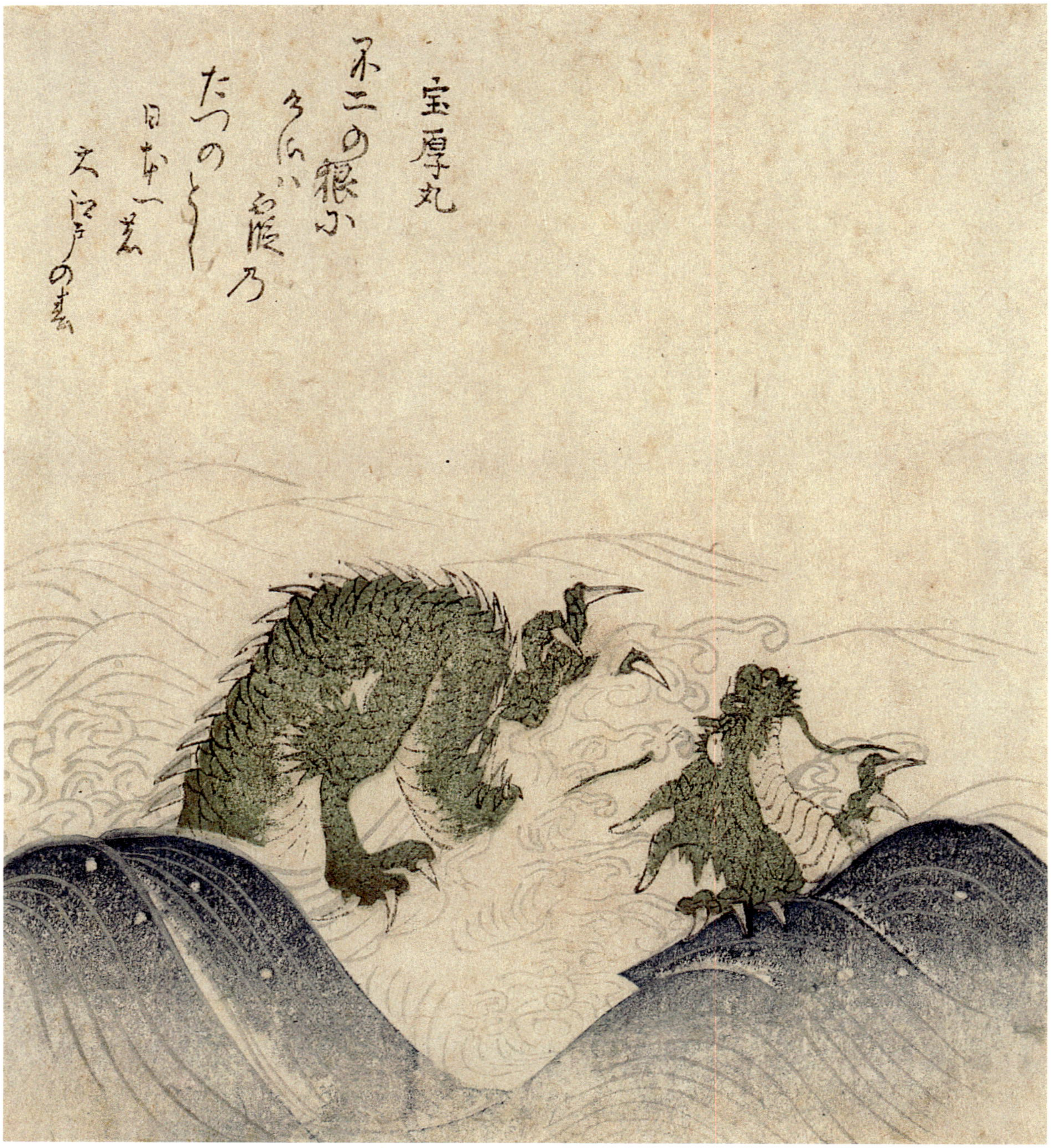

7 *Ein Drache in den Wellen,* Farbholzschnitt von Hokusai (1760–1849)

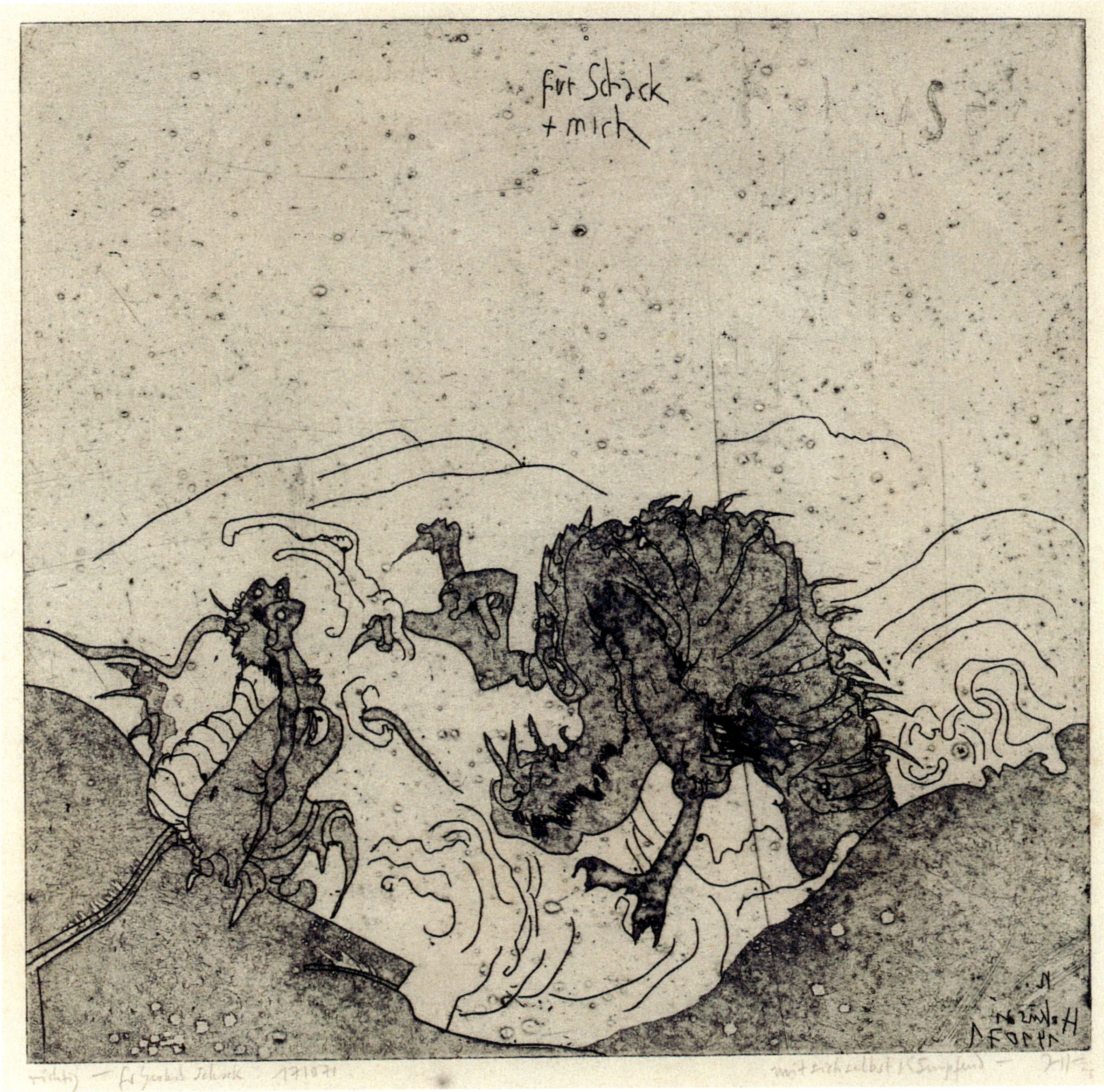

8 *Ein Drache windet sich durch die Wellen*, 14. Oktober 1971

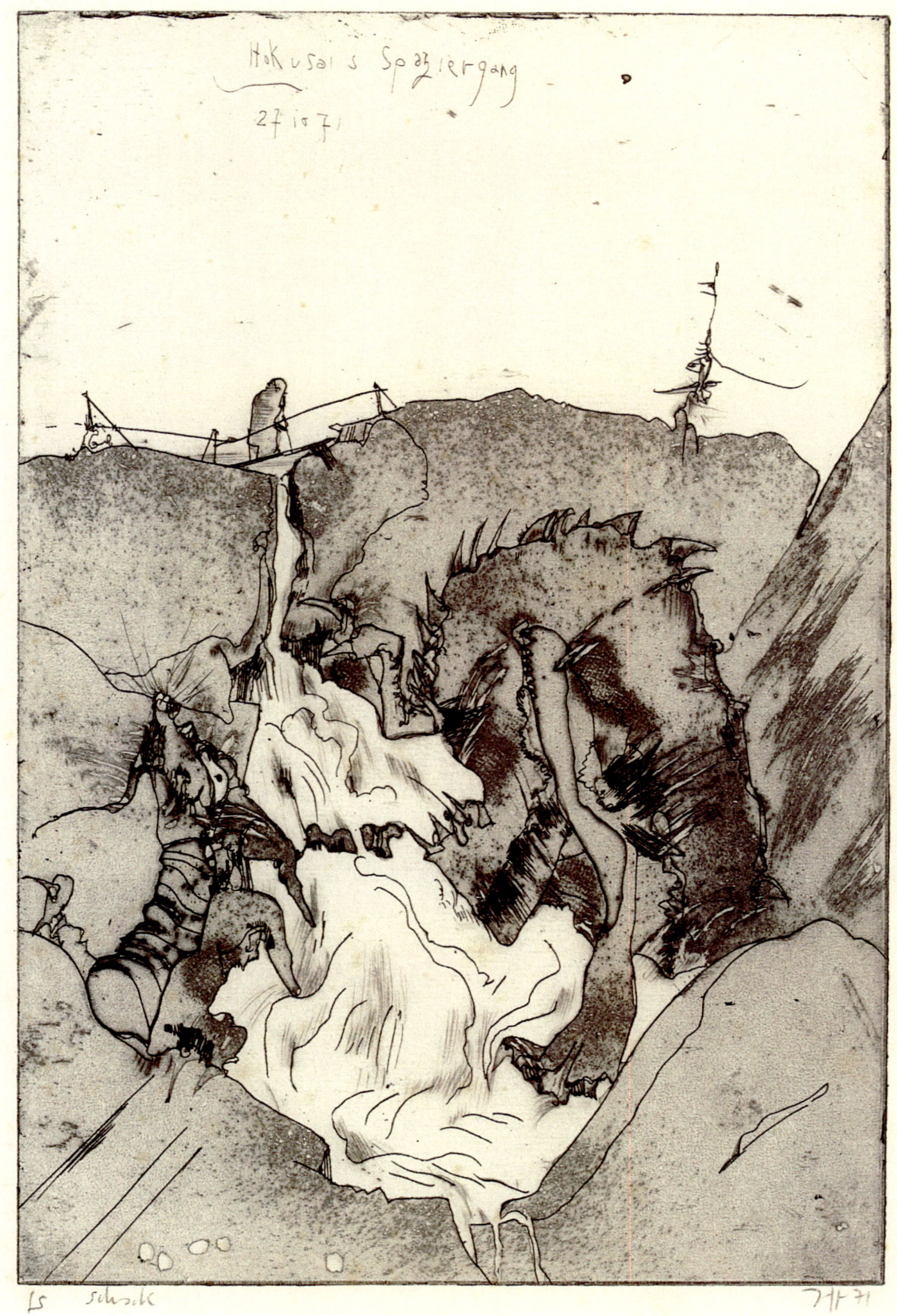

9 *Hokusai's Spaziergang, verworfene 1. Fassung,* 28. Oktober 1971

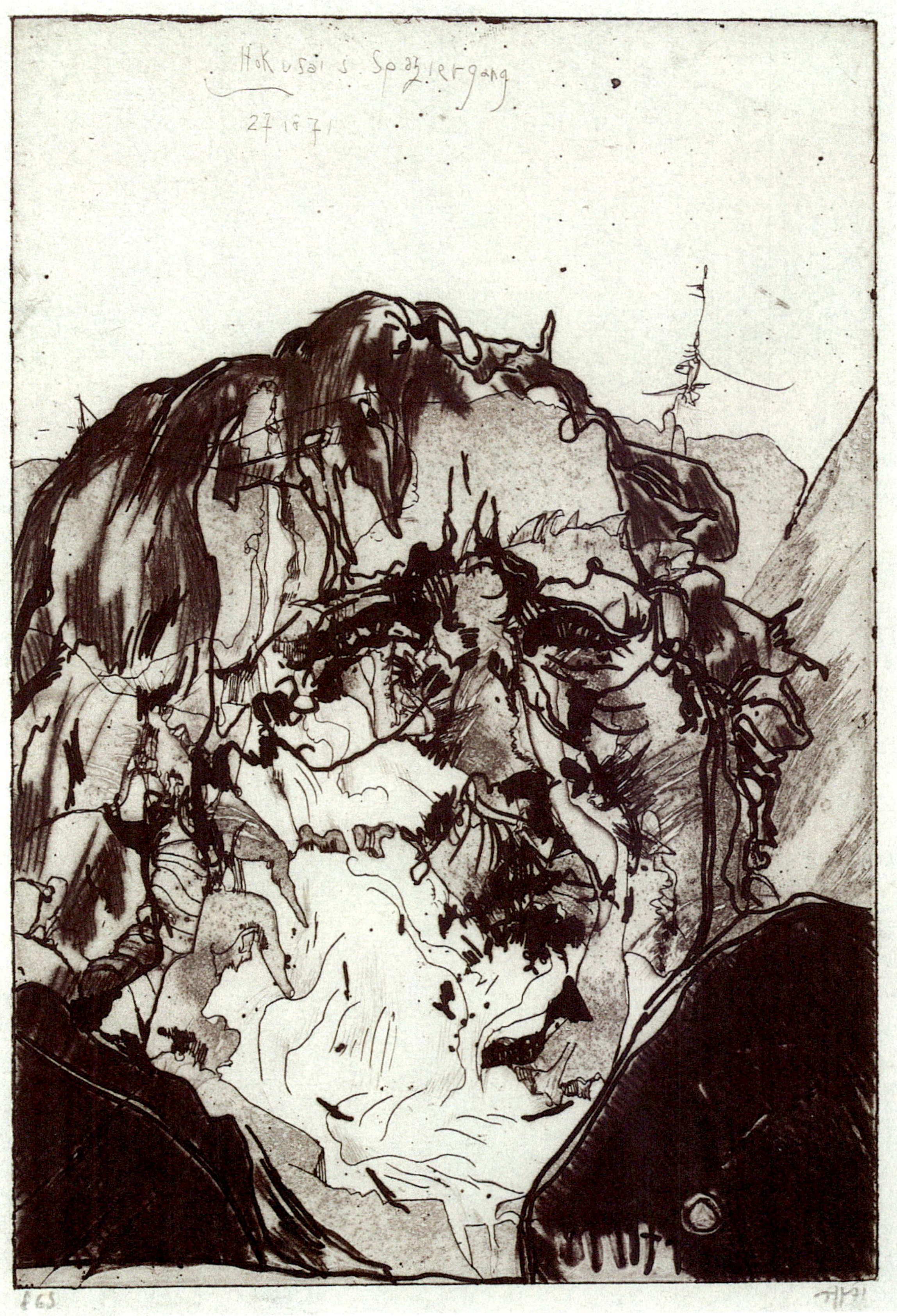

10 *Selbstbildnis, auf »Hokusai's Spaziergang«*, 11. November 1971

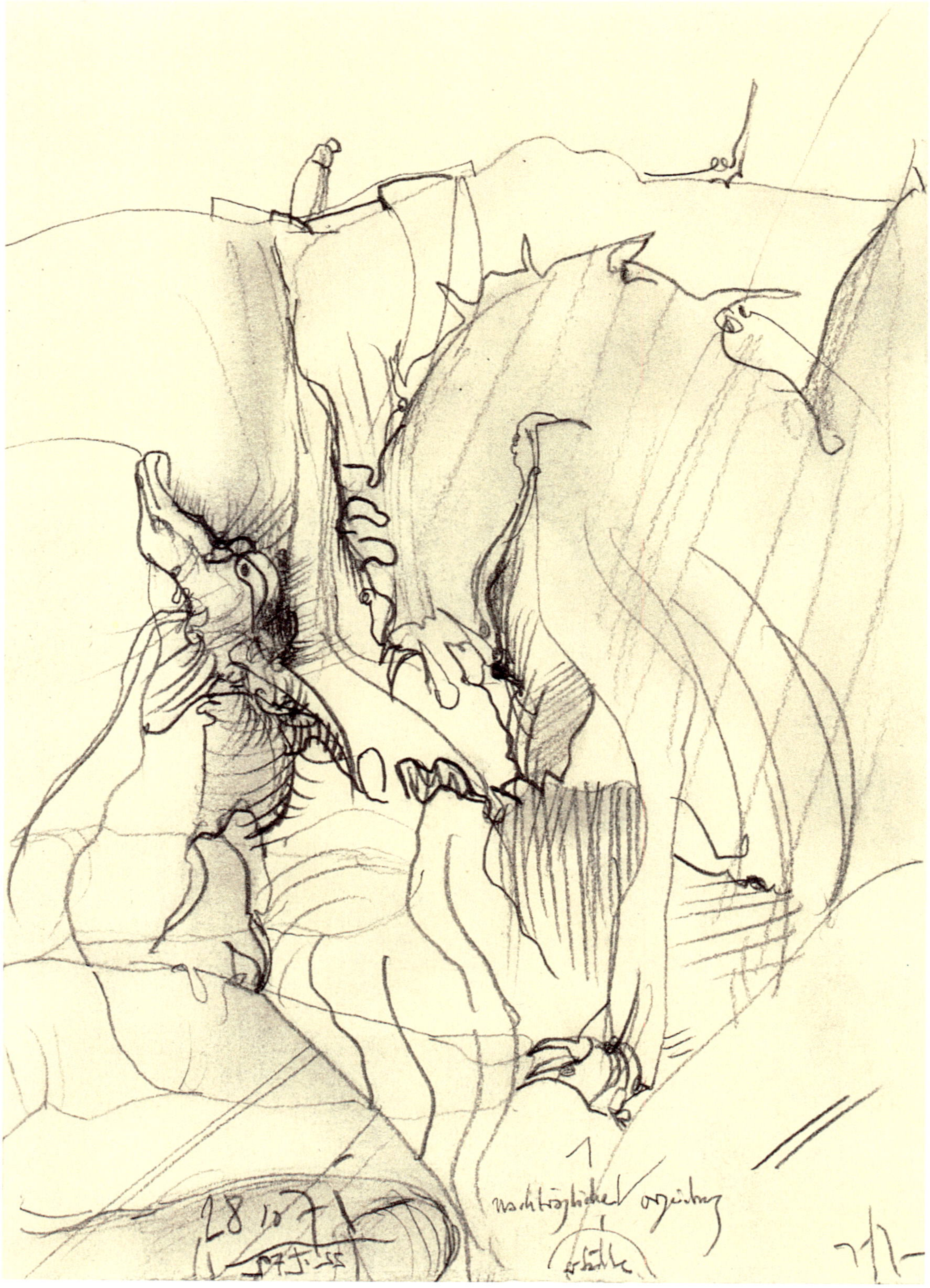

11 *Nachträgliche Vorzeichnung zu »Hokusai's Spaziergang«*, Bleistift, 22. Juli 1972

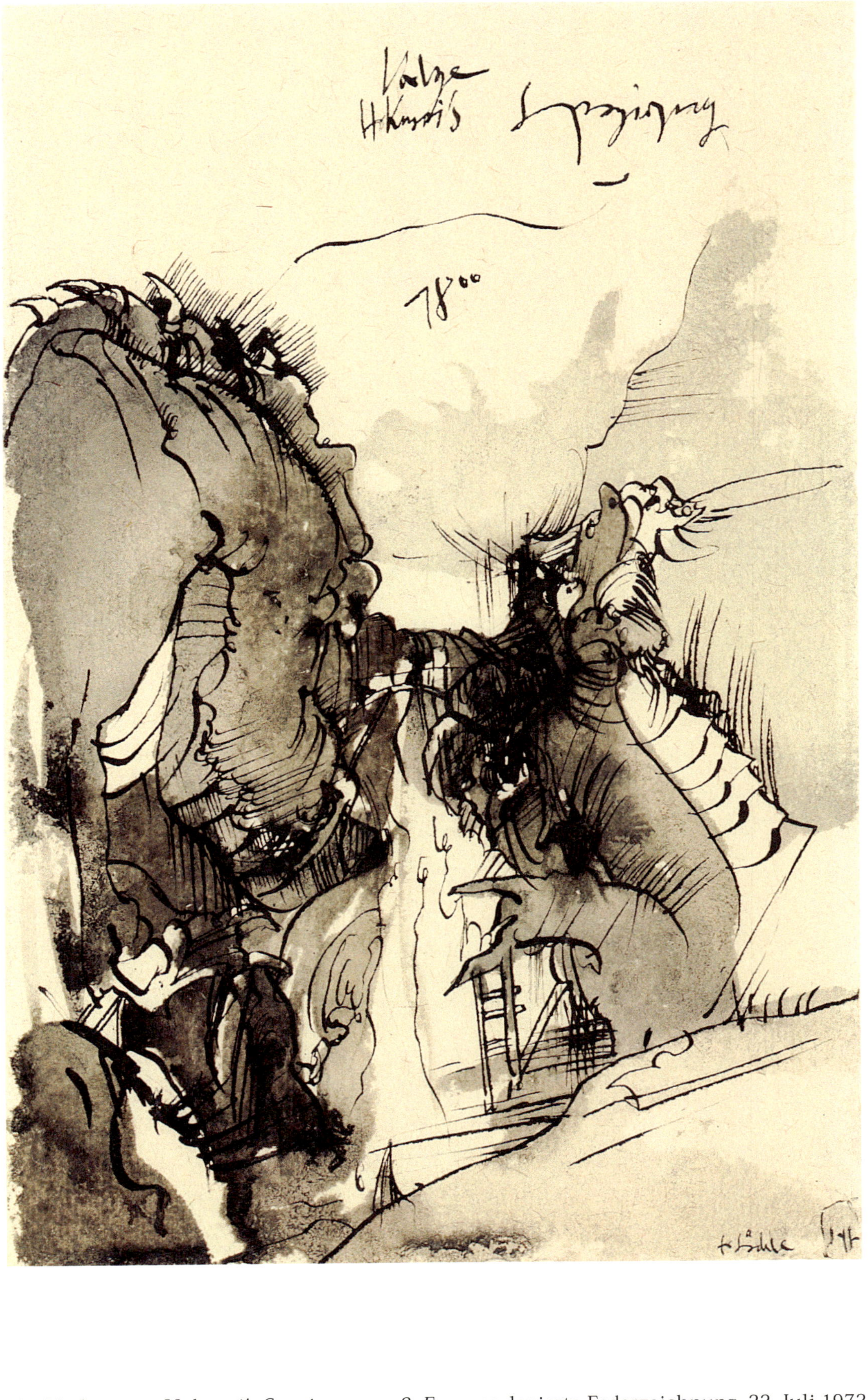

12 *Vorlage zu »Hokusai's Spaziergang«, 2. Fassung,* lavierte Federzeichnung, 22. Juli 1972

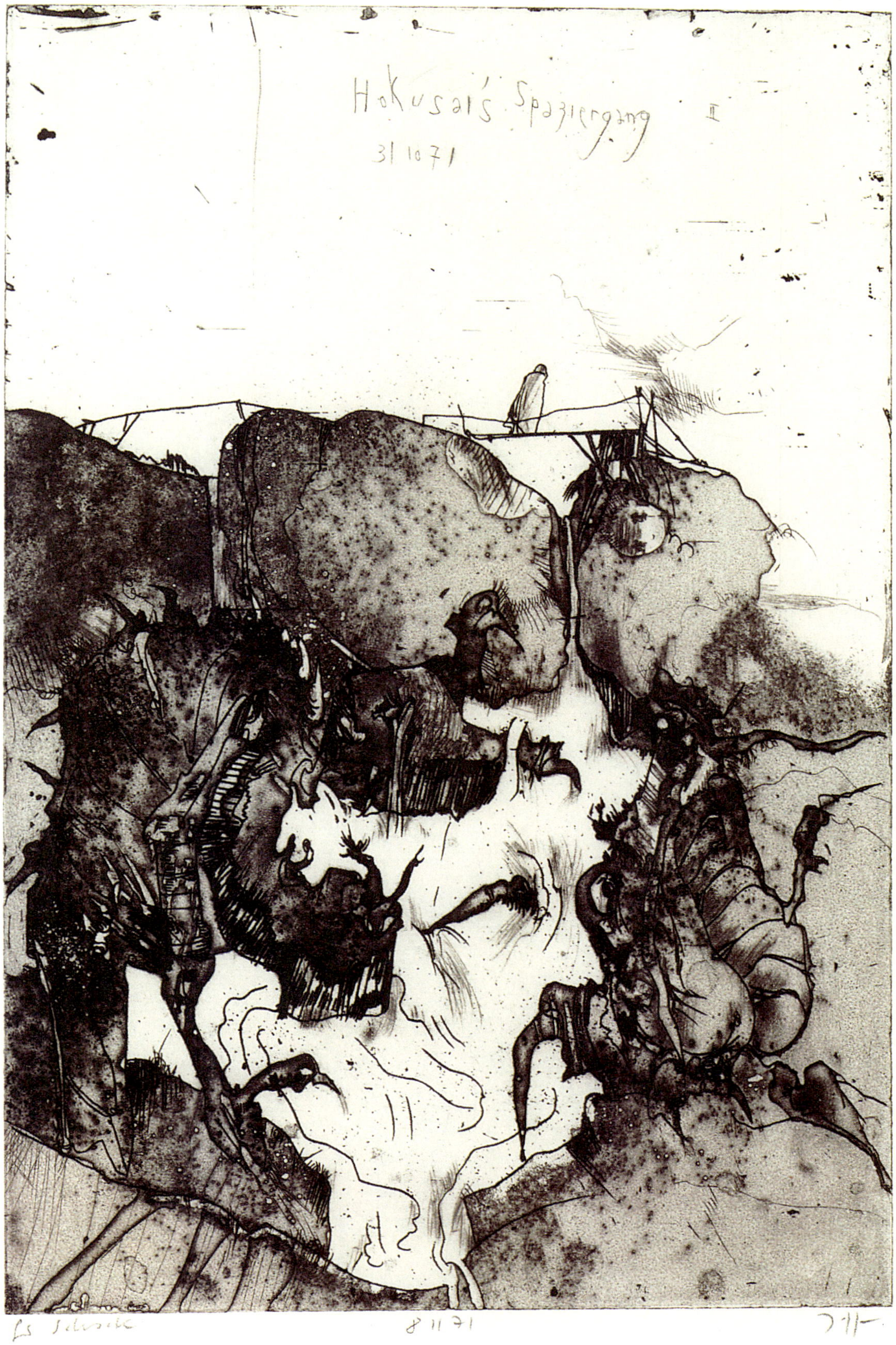

13 *»Hokusai's Spaziergang«, 2. Fassung,* 31. Oktober 1971

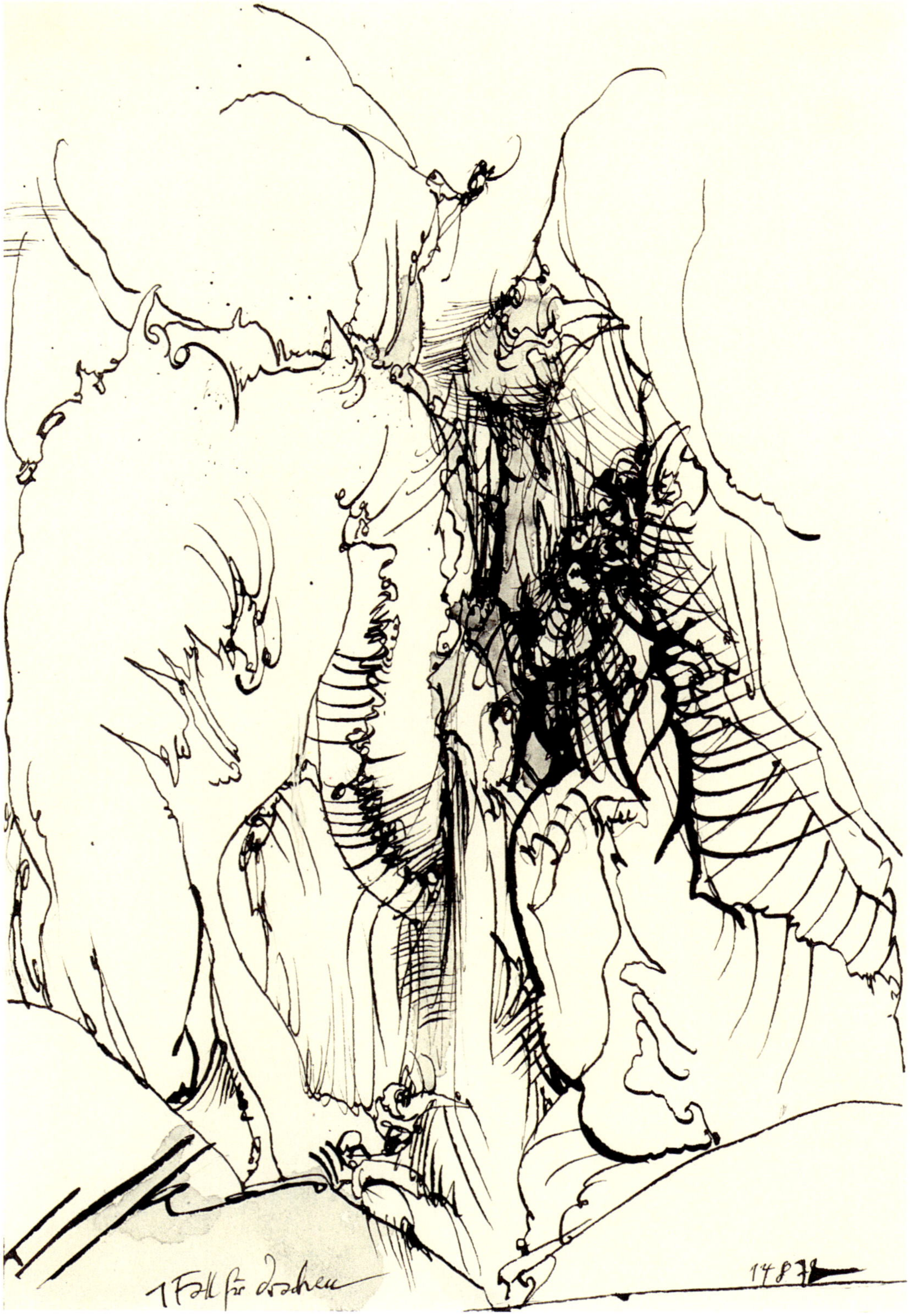

14 *1 Fall für Drachen – Variation des Drachen-Surimono,*
lavierte Federzeichnung, 14. August 1972

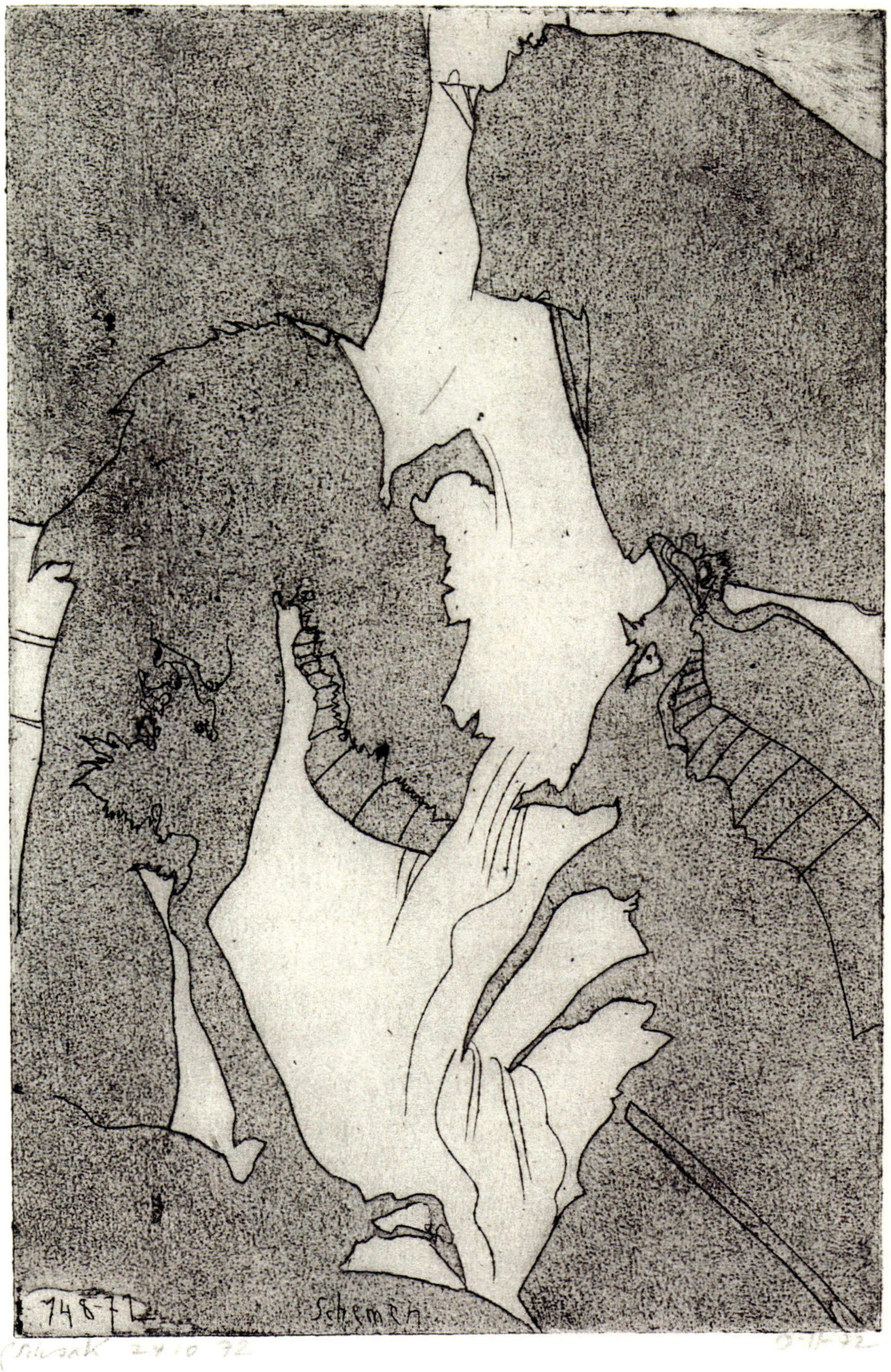

15 *Schemen – Variation des Drachen-Surimono*, 14. August 1972

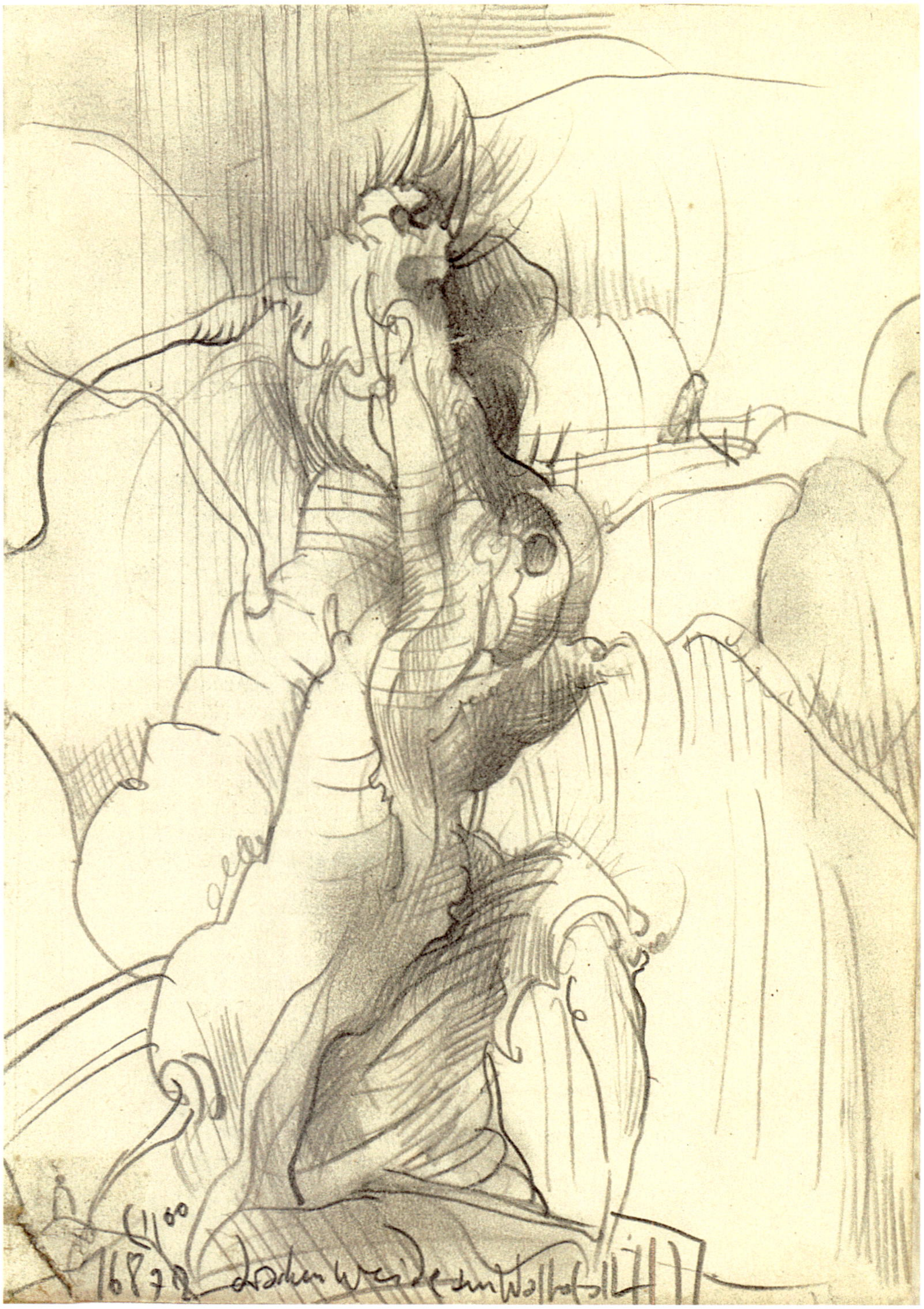

16 *Drachenweide am Wasserfall,* Bleistiftzeichnung, 16. August 1972

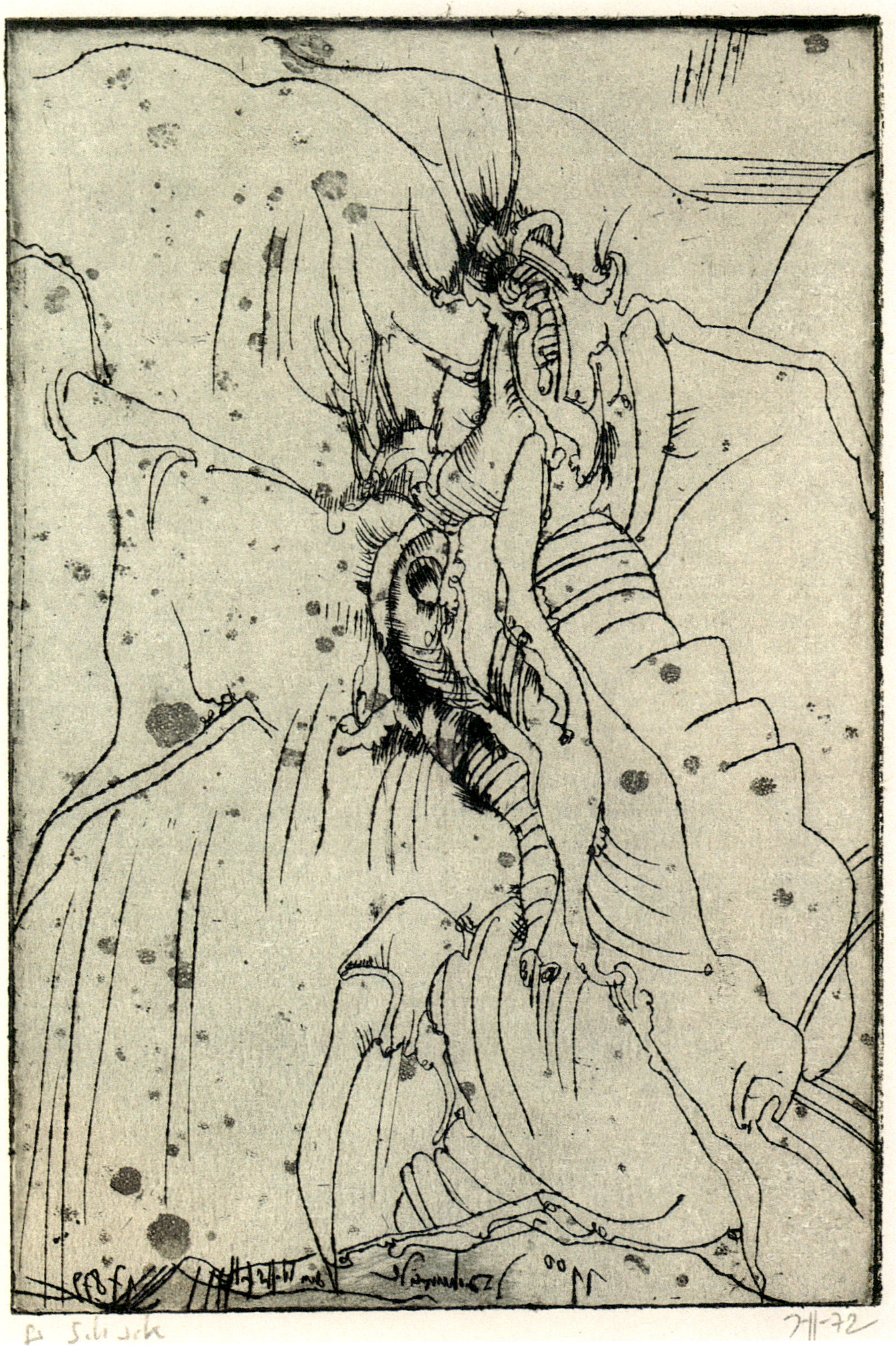

17 *Drachenweide am Wasserfall*, 16. August 1972

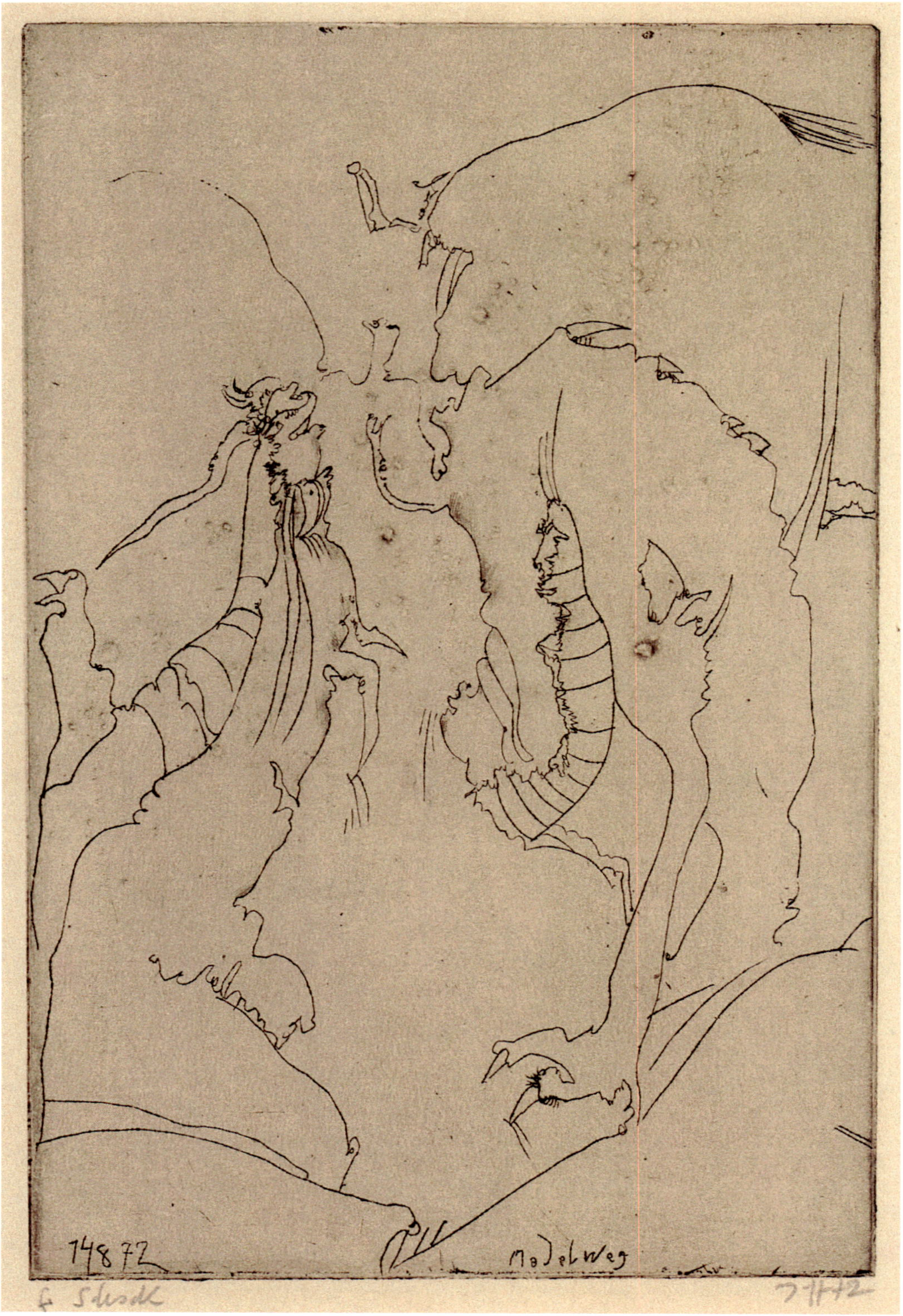

18 *Nadelweg – zu Hokusai's Drachen*, 14. August 1972

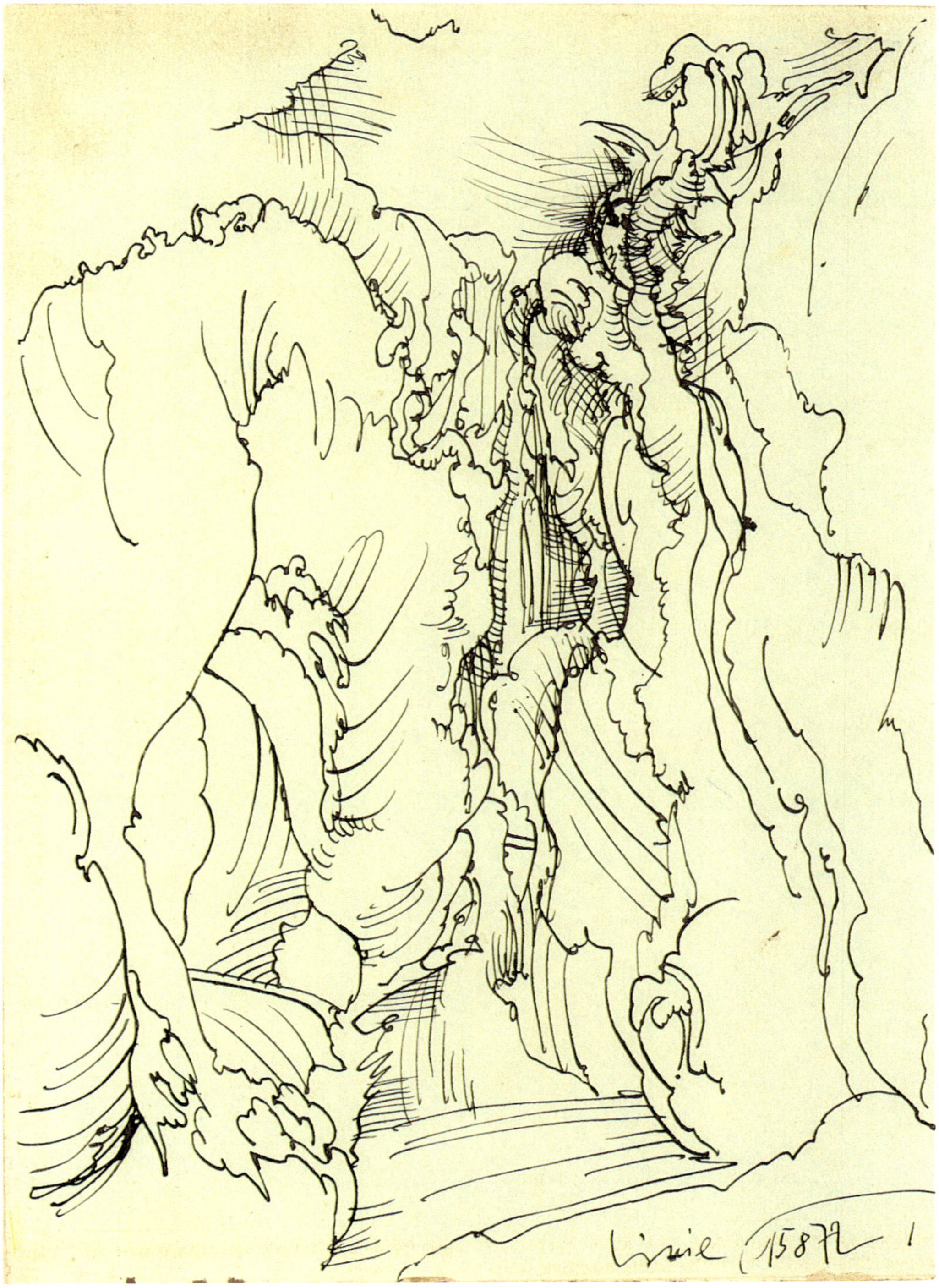

19 *Linie – zu Hokusai's Drachen*, Federzeichnung, 15. August 1972

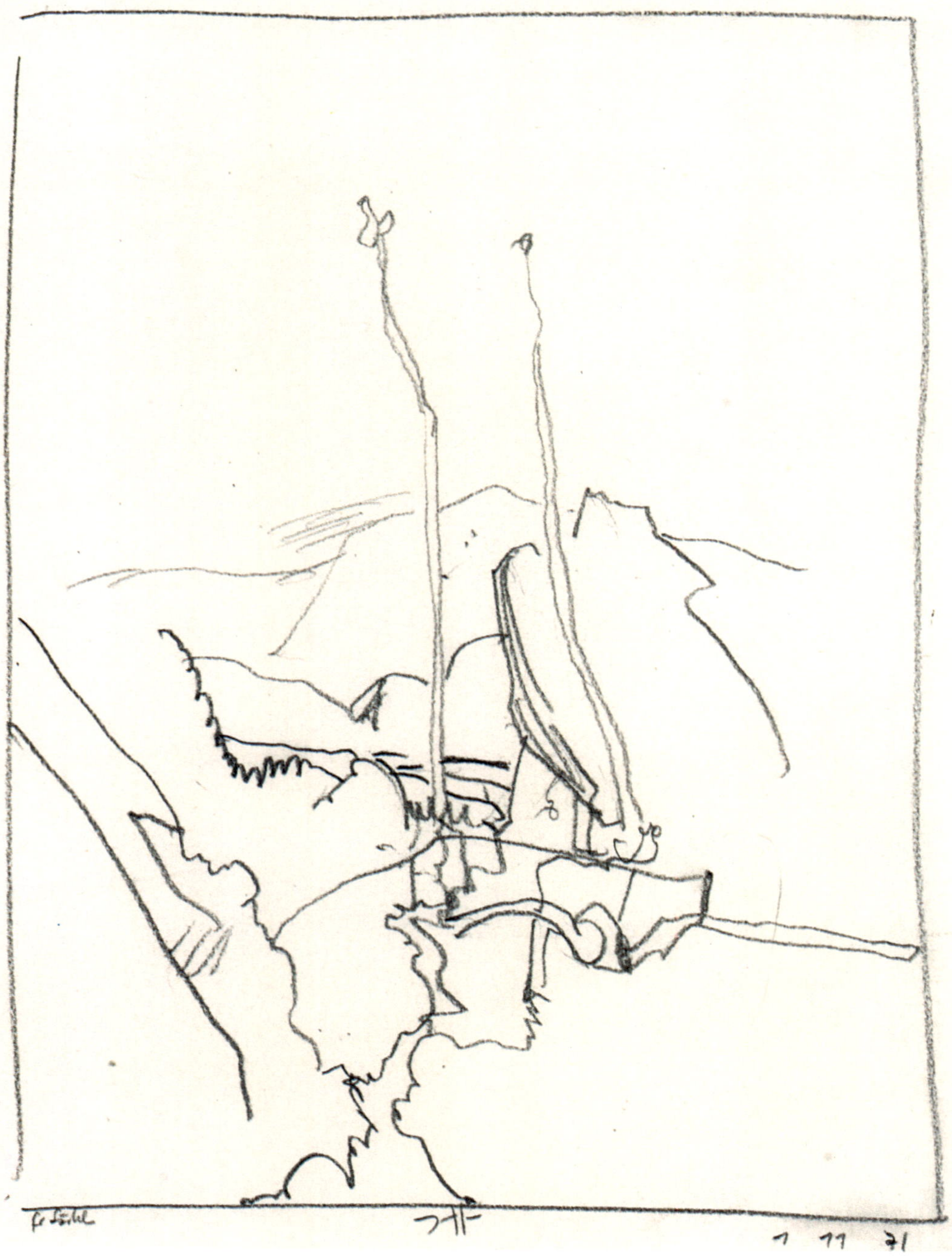

zu 20 *Bleistiftskizze zur »Quelle«*, 28. Oktober 1971

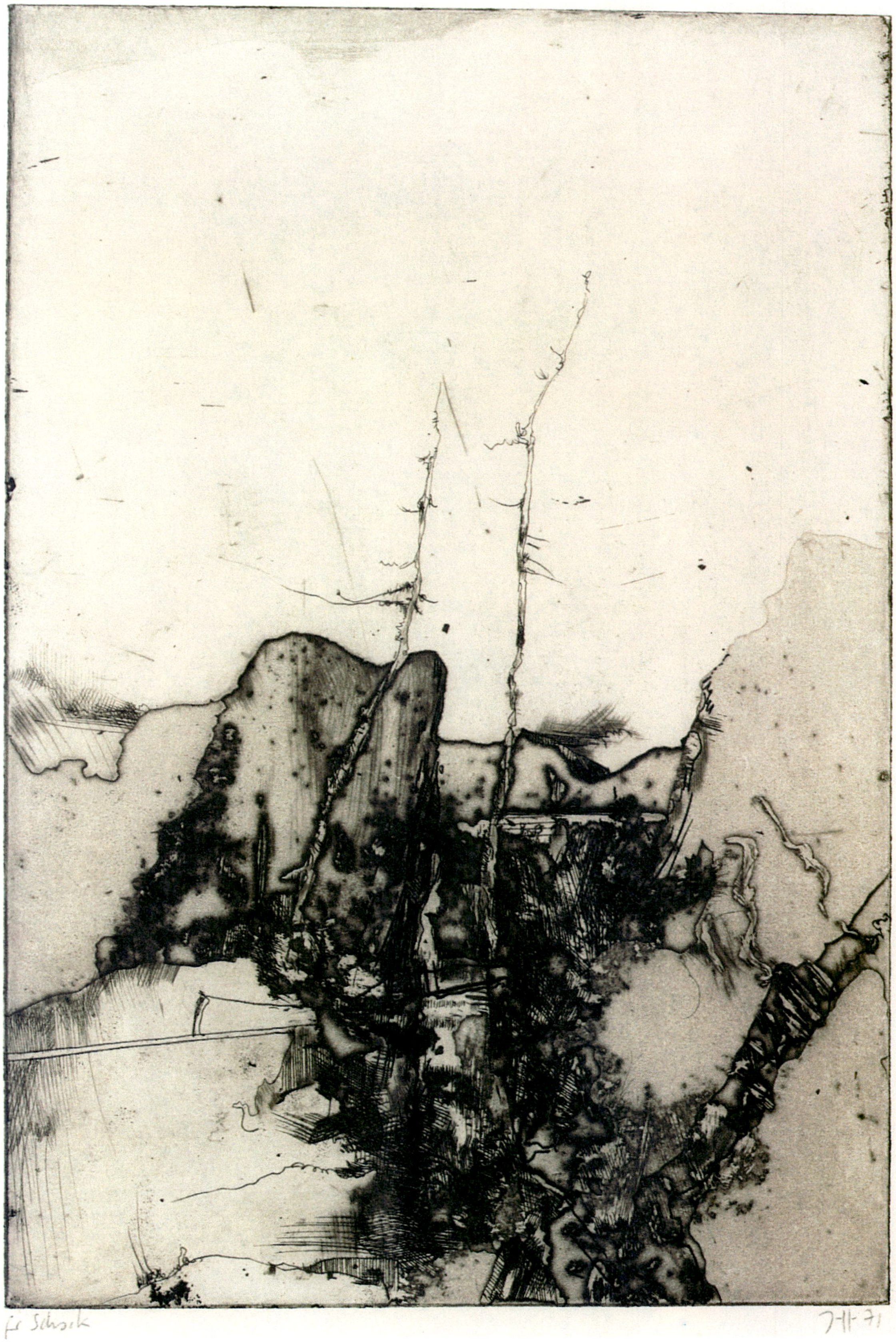

20 *Die Quelle*, 29./30. Oktober 1971

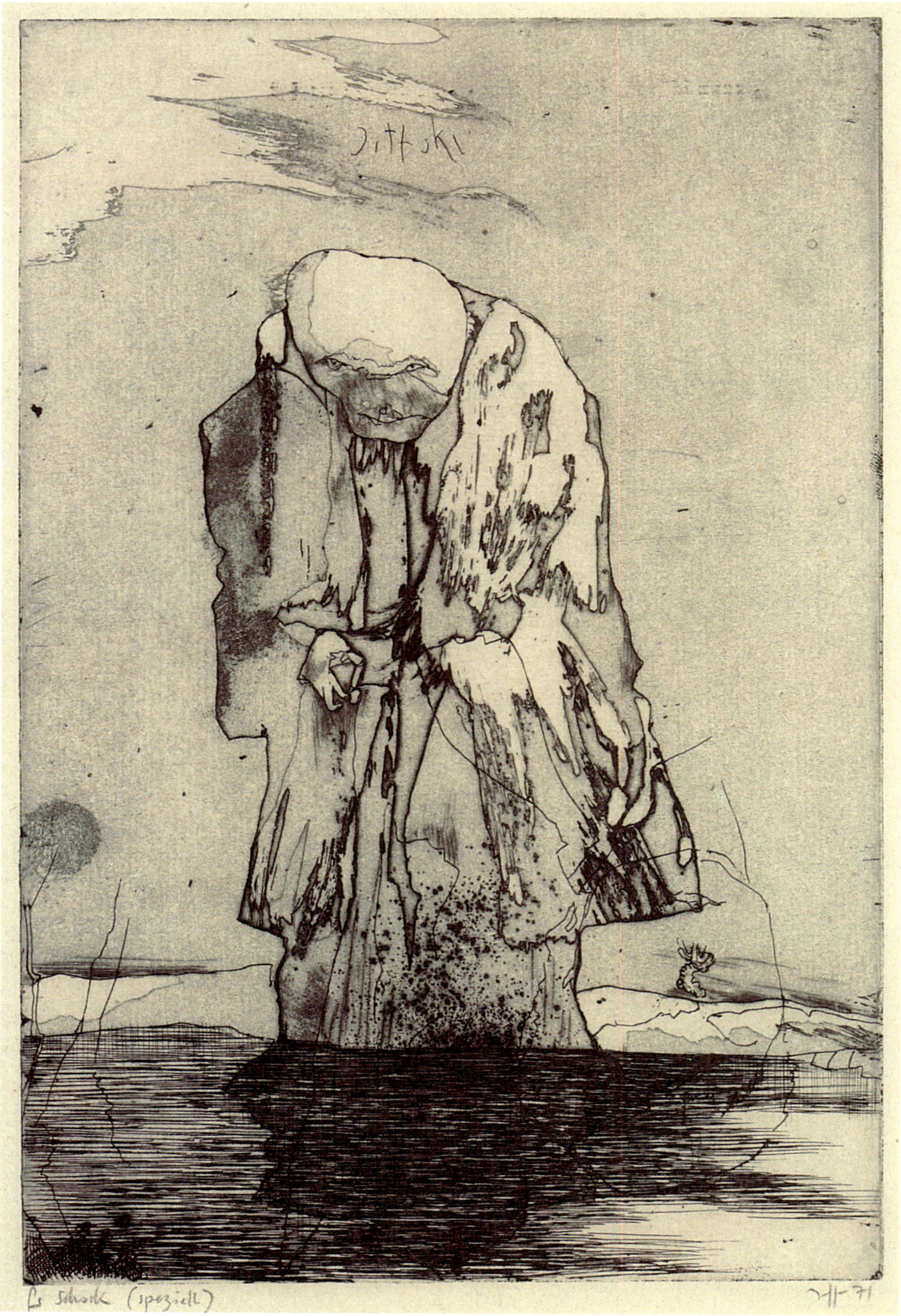

21 *Der Einsiedler Jittoku*, 27. Oktober 1971

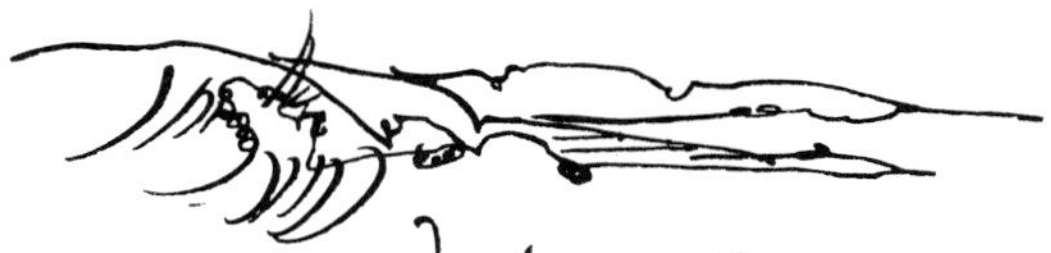

Landschaft

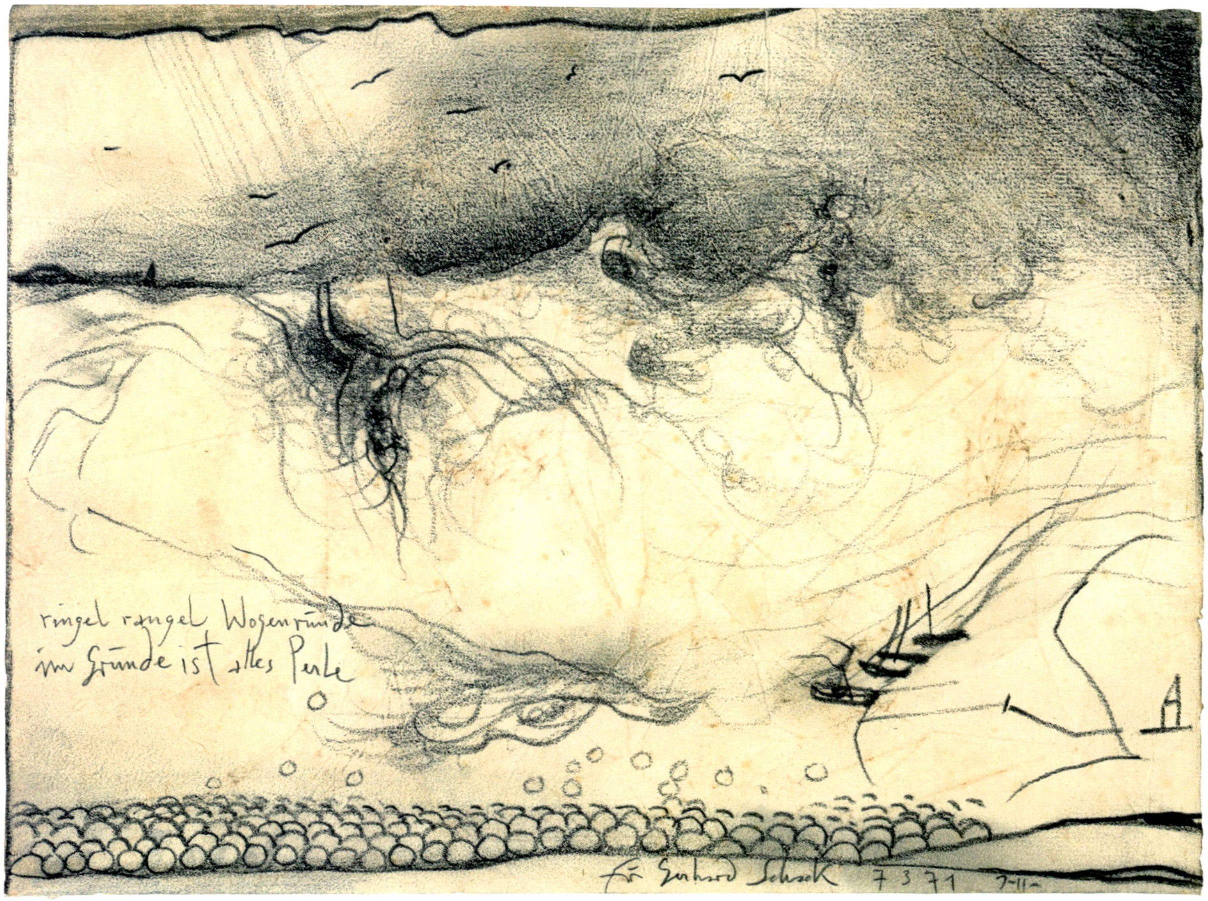
ringel rangel Wogenründe
im Gründe ist alles Perle
7 3 71

22 *Meerlandschaft – Selbstbildnis*, Blei- und Farbstift, 7. März 1971

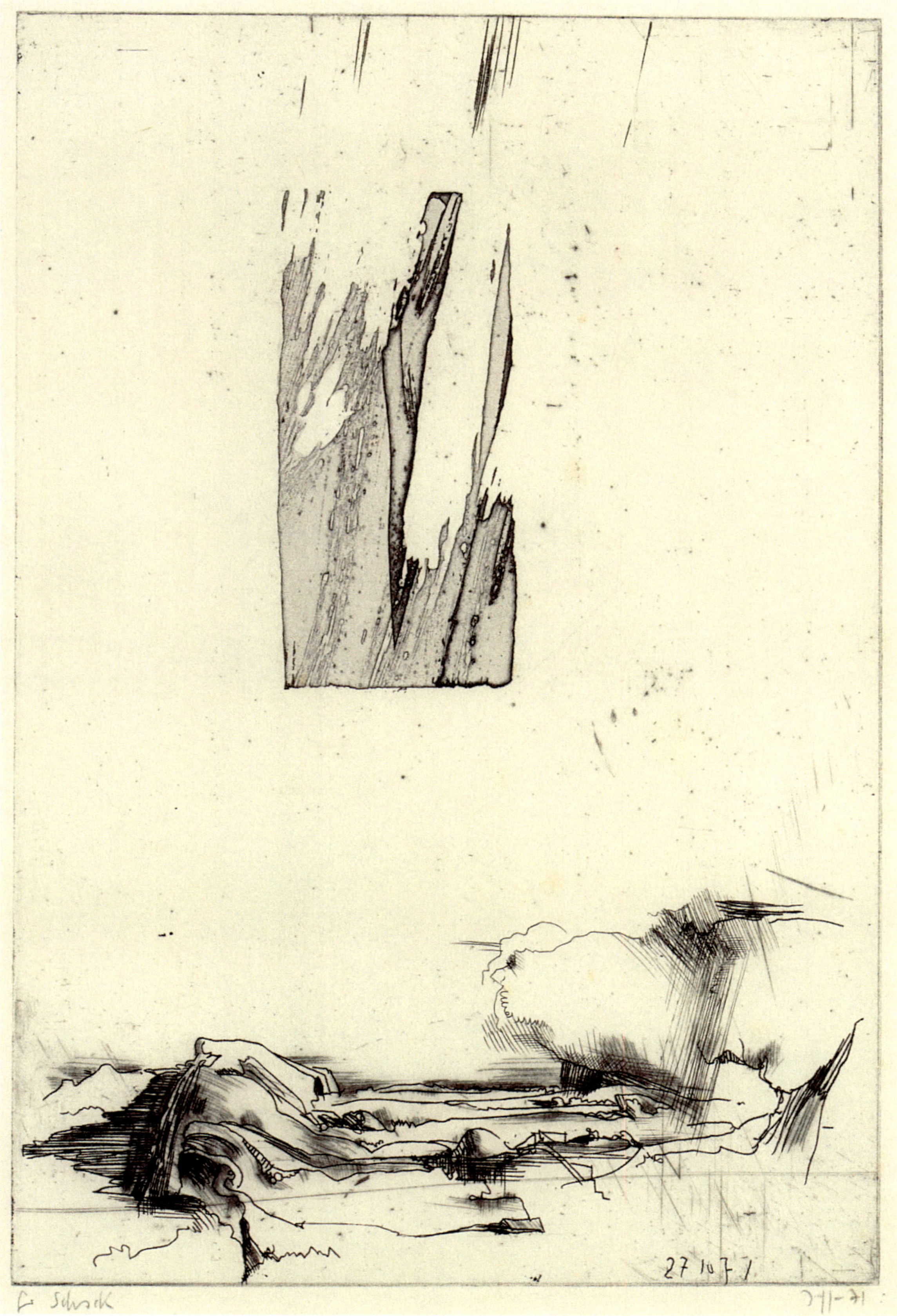

23 *Frost*, 28. Oktober 1971

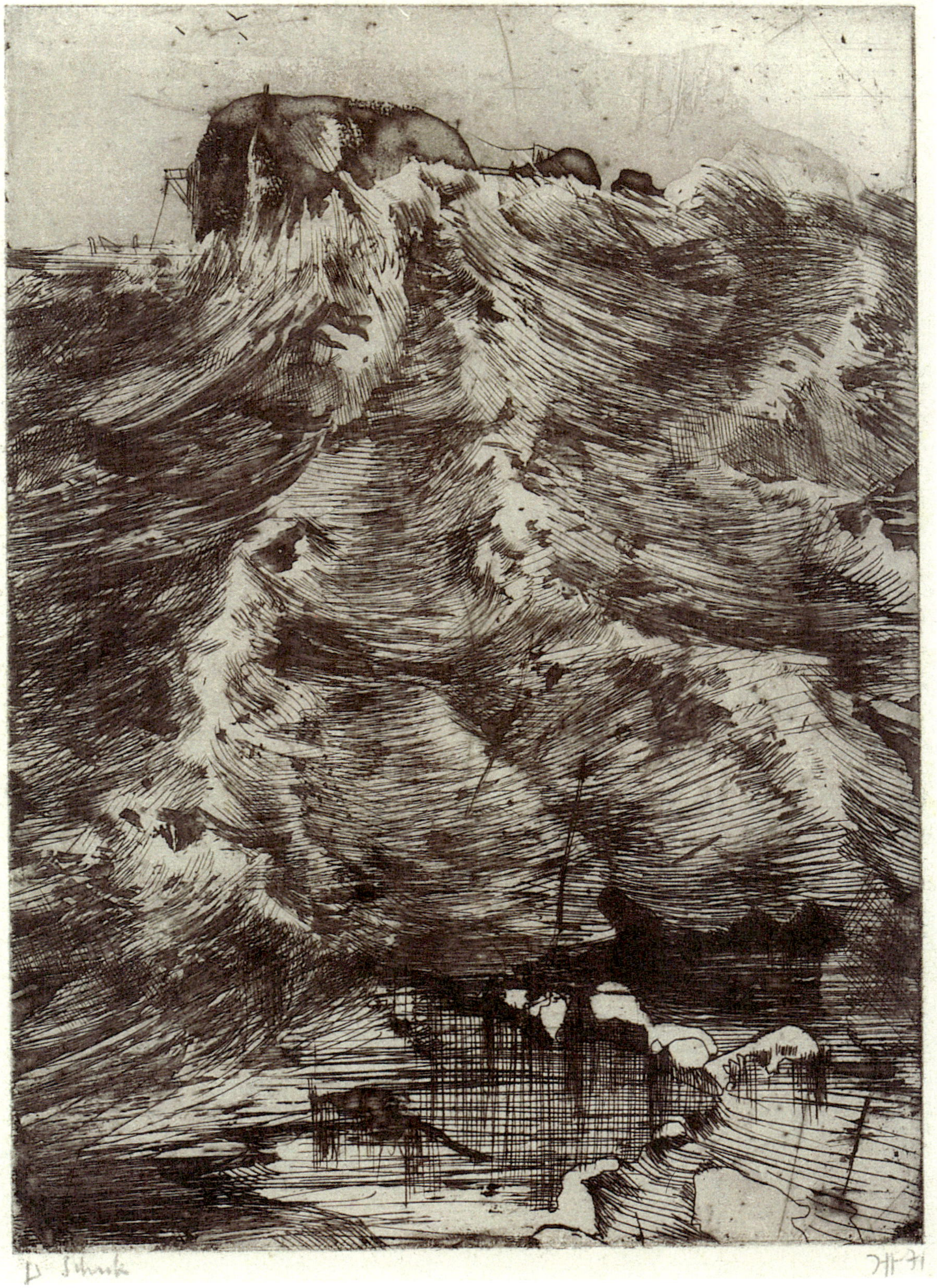

24 *Riff,* 1. November 1971

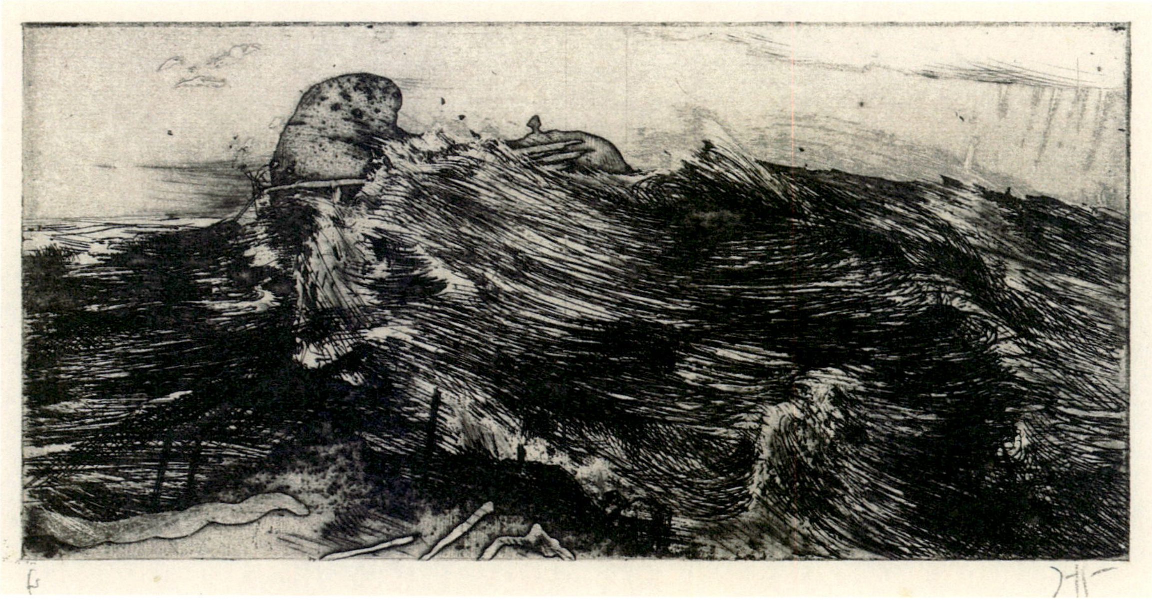

25 *Kleines Riff*, 31. Oktober 1971

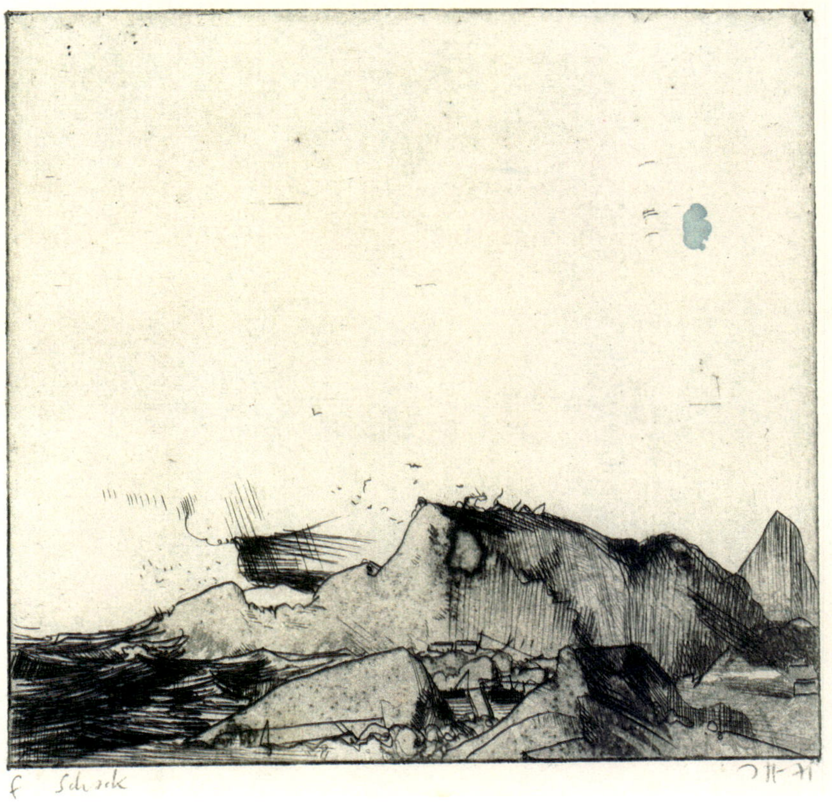

26 *Der Kullen*, 30. Oktober 1971

27 *Landschaft: Übung für Anfänger*, 28. Oktober 1971

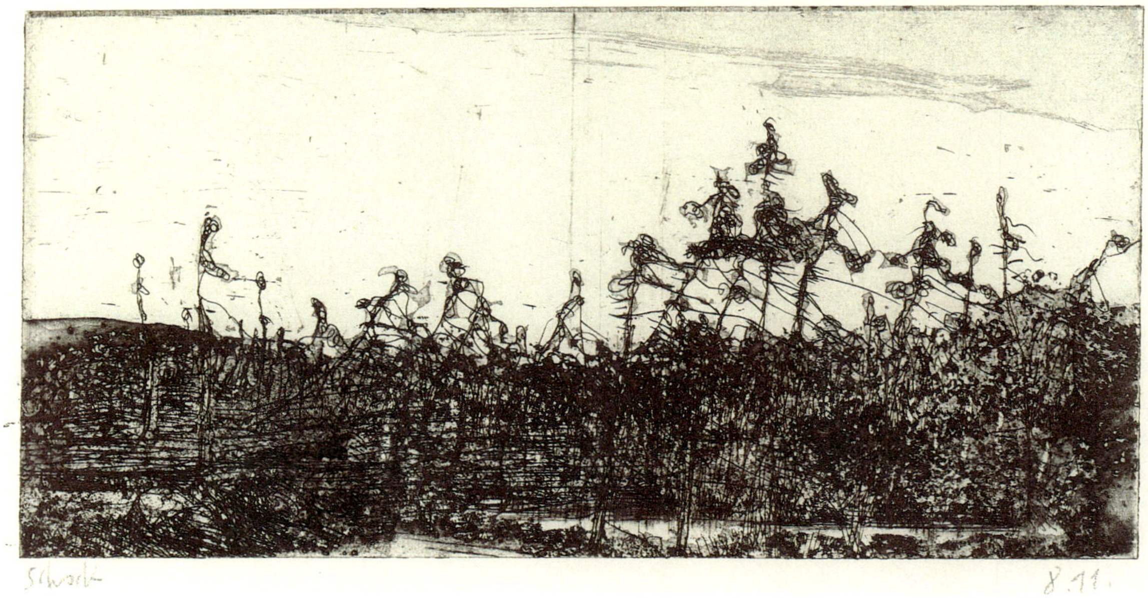

28 *Wald in Finnmarken*, 1. November 1971

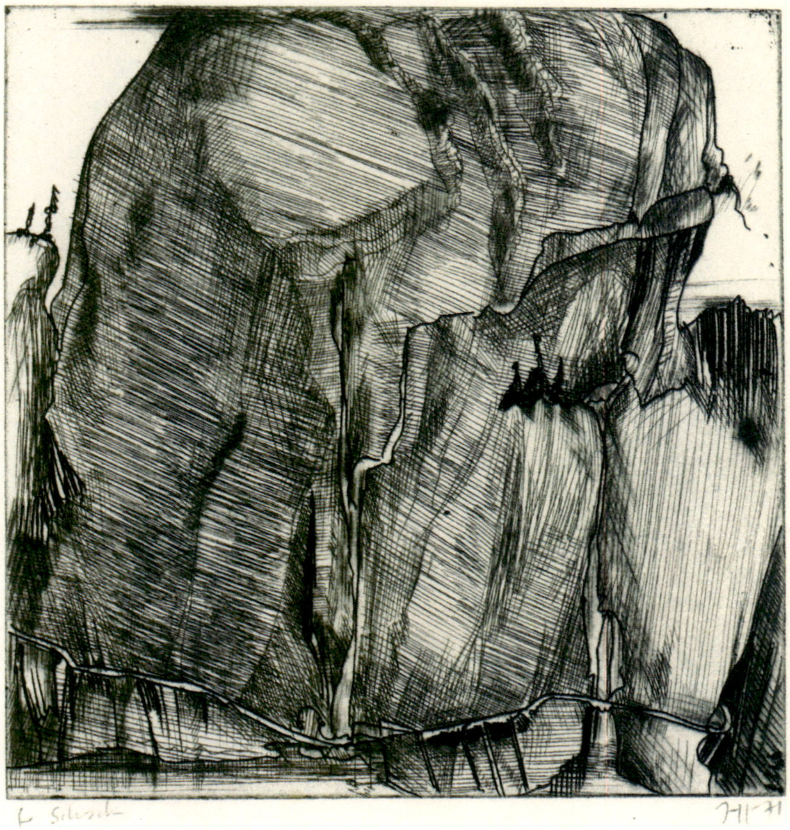

29 *Kleiner Felsen*, 30. Oktober 1971

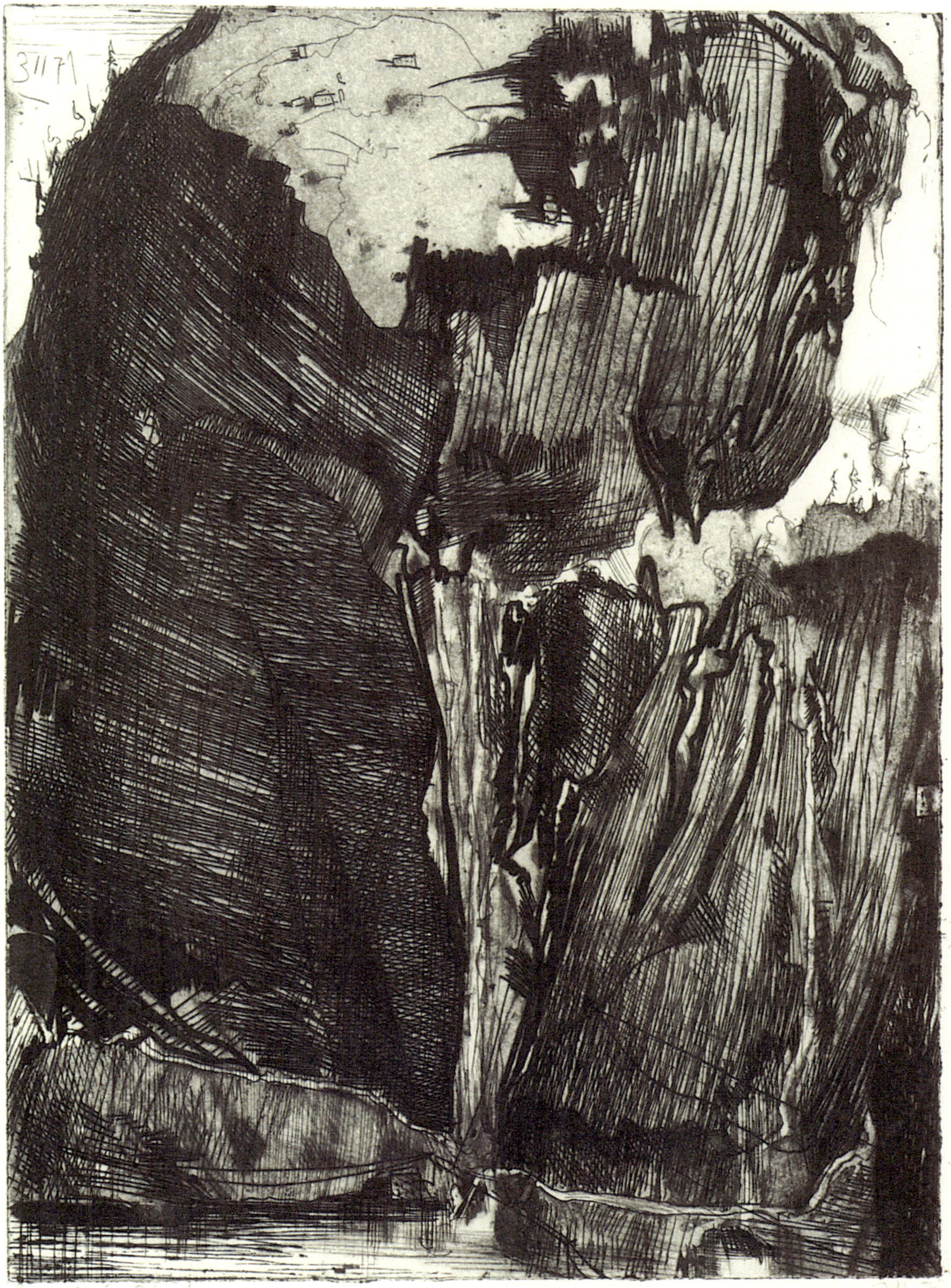

30 *Großer Felsen*, 3. November 1971

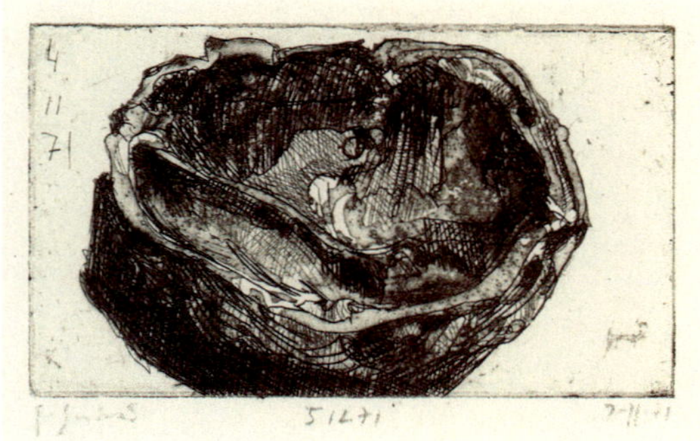

31 *Halbe Walnuß*, 4. November 1971

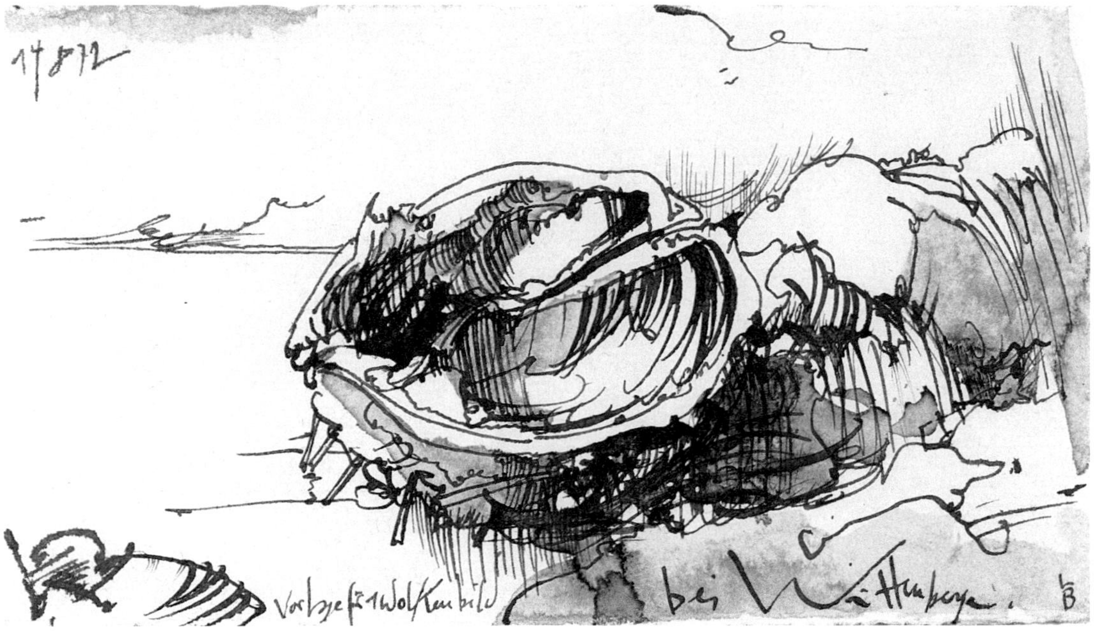

32 *Vorlage für ein Wolkenbild bei Wittenbergen*, lavierte Federzeichnung, 14. August 1972

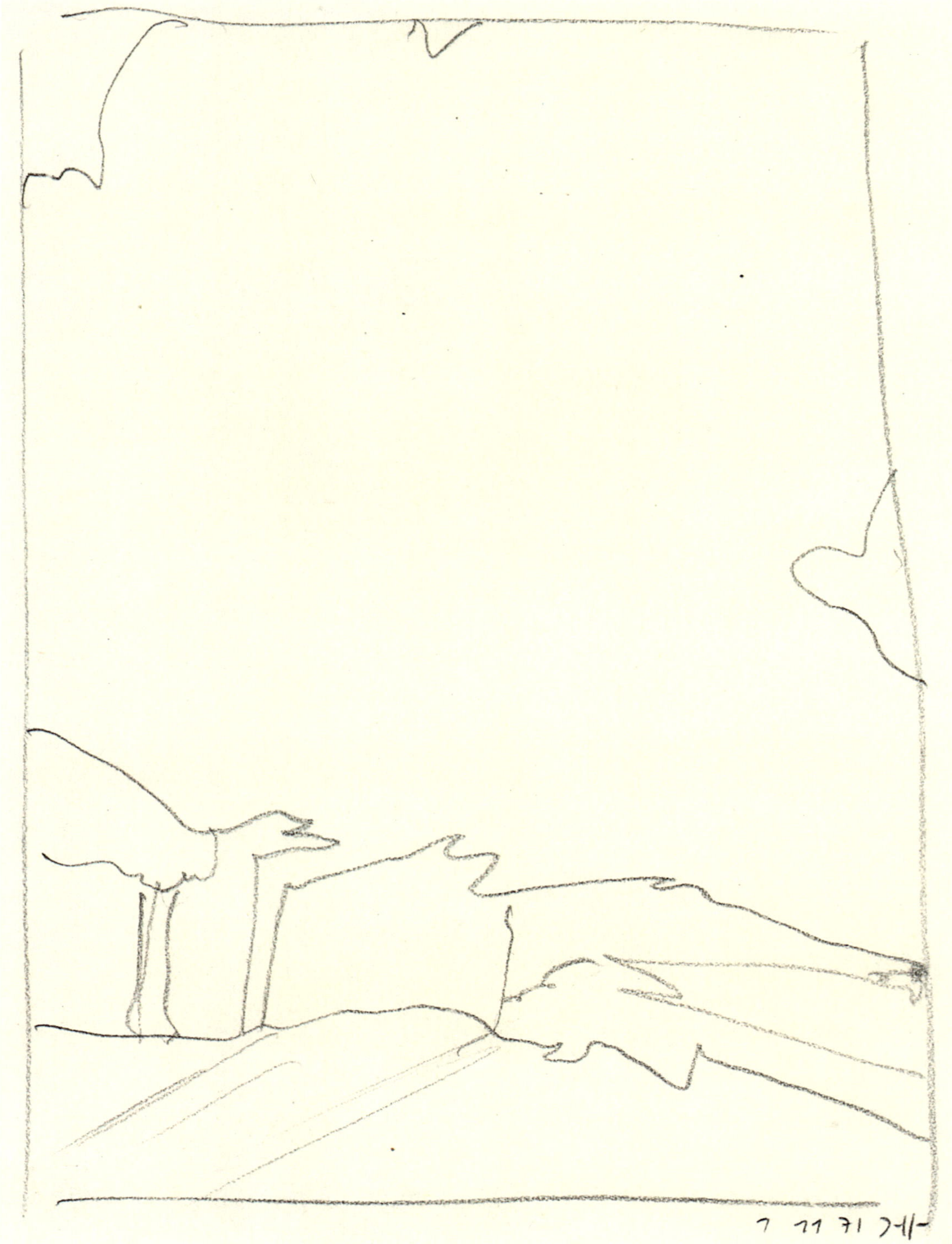

33 *Bleistiftskizze zur Radierung »Bäume im Gegenlicht«*, 30. Oktober 1971

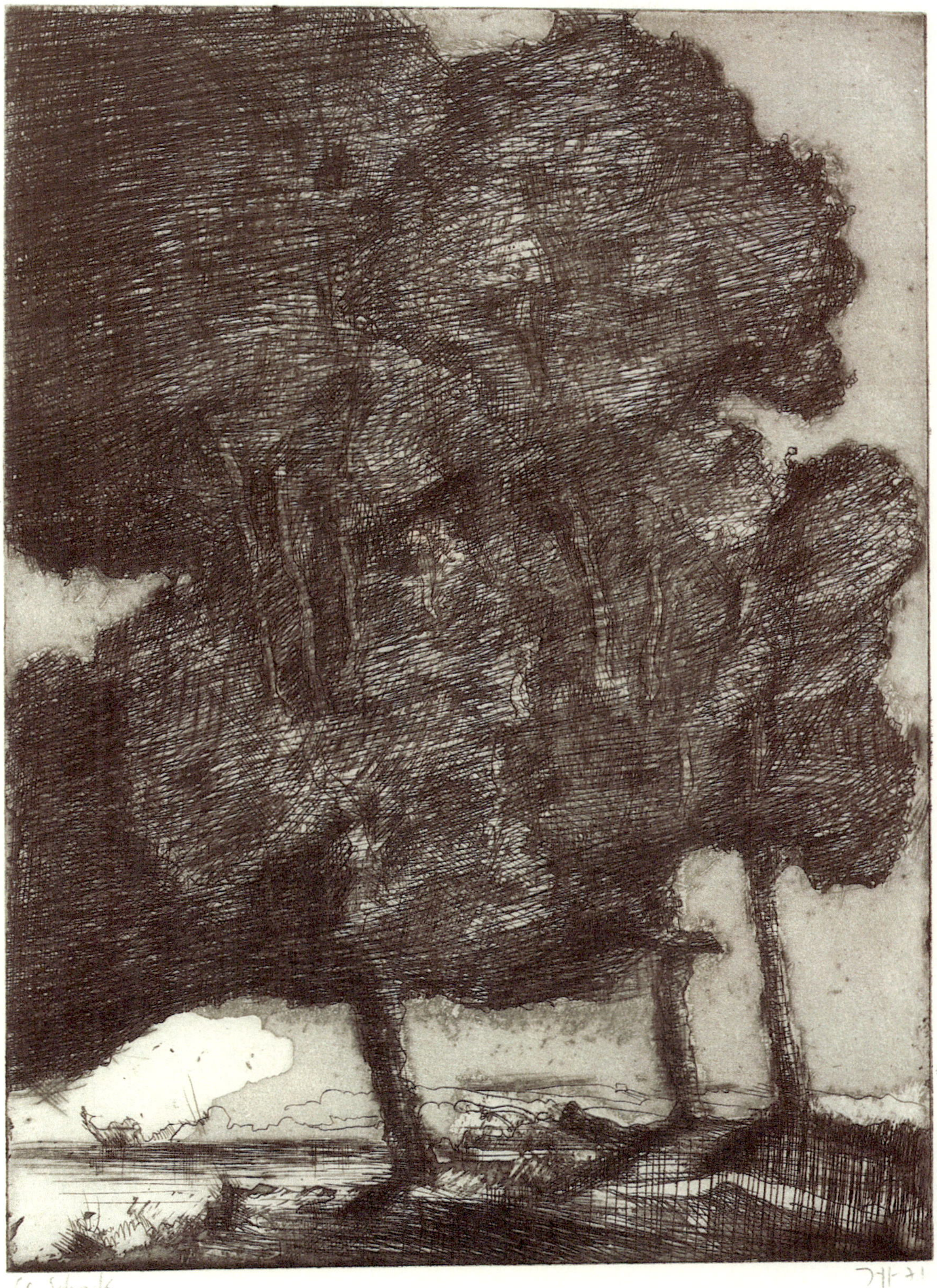

34 *Bäume im Gegenlicht*, 31. Oktober 1971

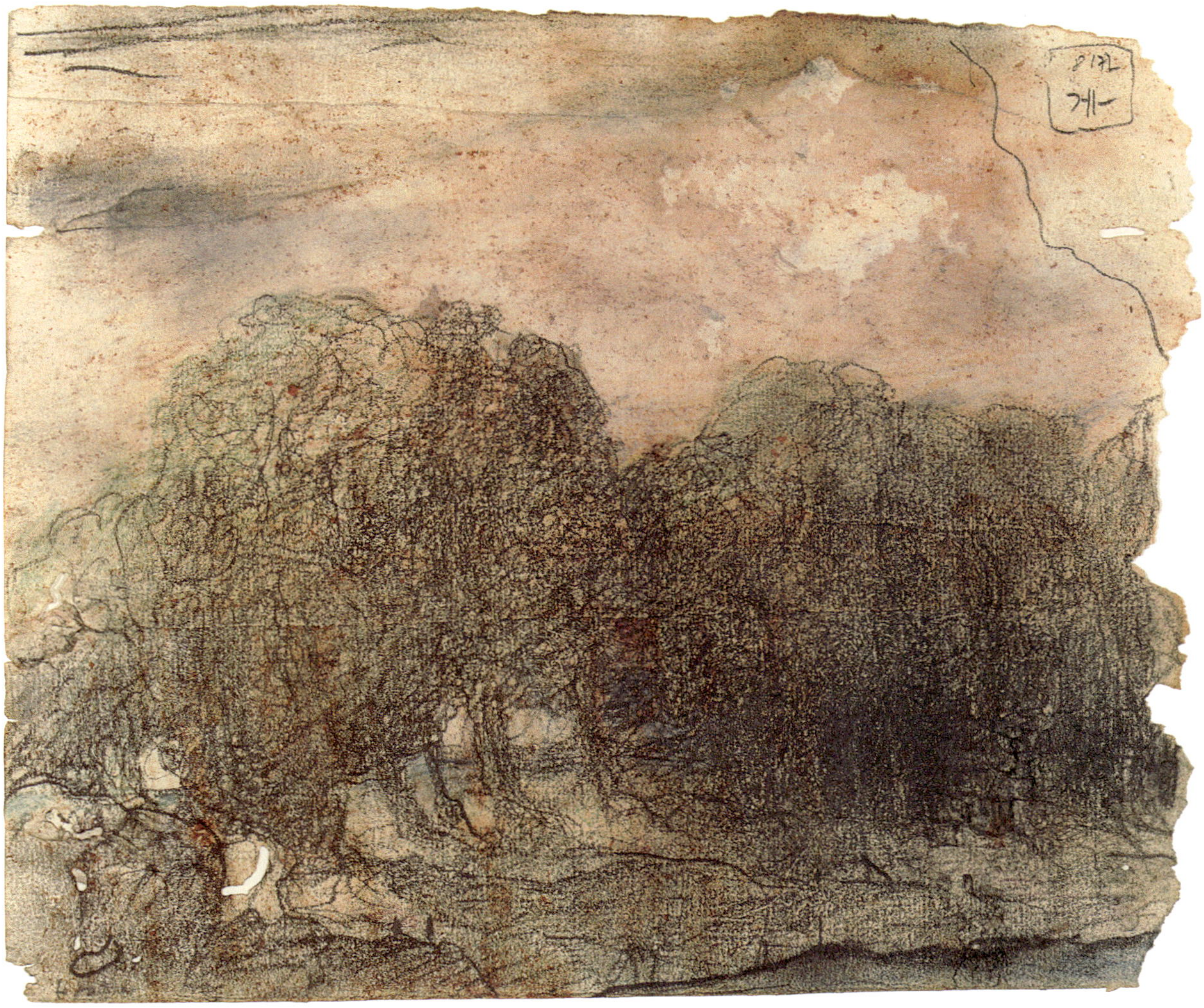

35 *Landschaft: Baumgruppe im Gegenlicht,* Blei- und Farbstift, 8. Januar 1972

36 *Kastanienwald »Bäume im Gegenlicht«*, 1. November 1971

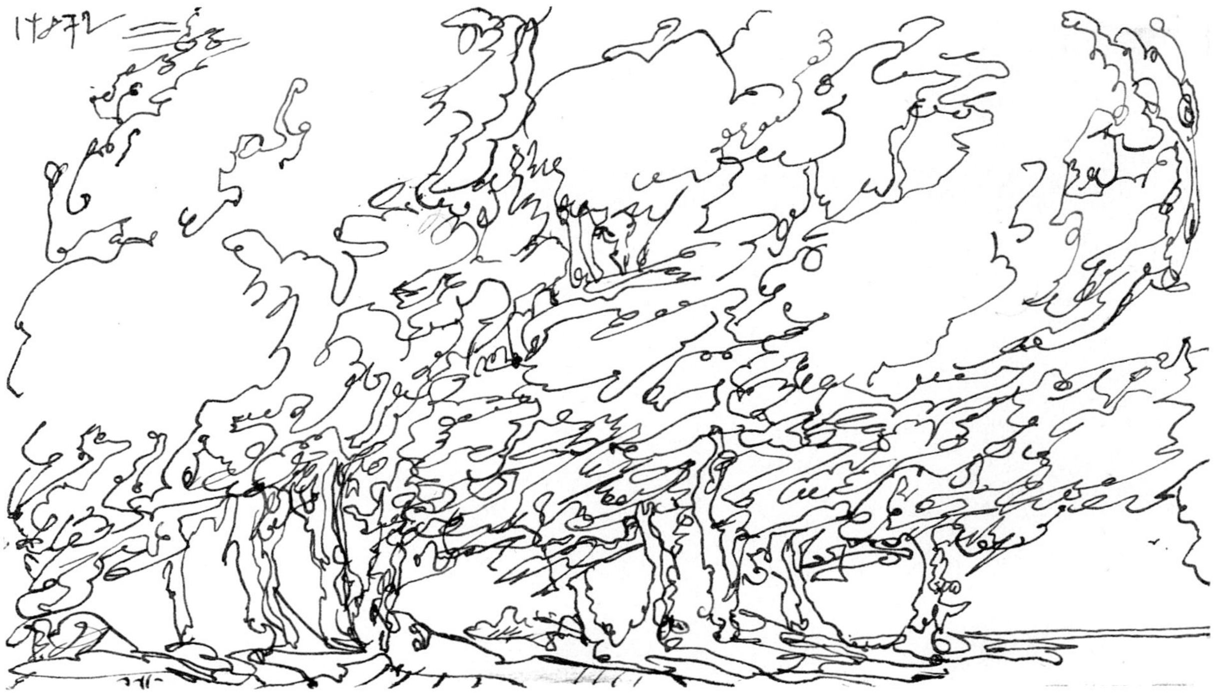

37 *Kastanienwald: nachträgliche Vorzeichnung*, 14. August 1972

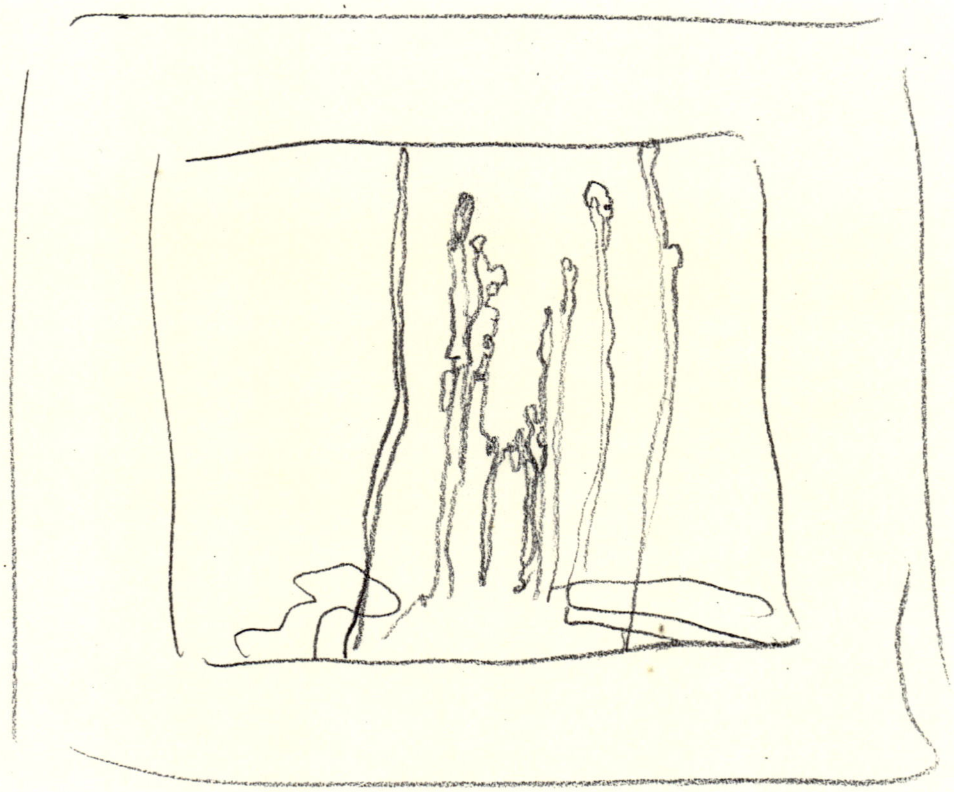

38 *Bleistiftvorzeichnung für die Radierung »Allee«*, 10. November 1971

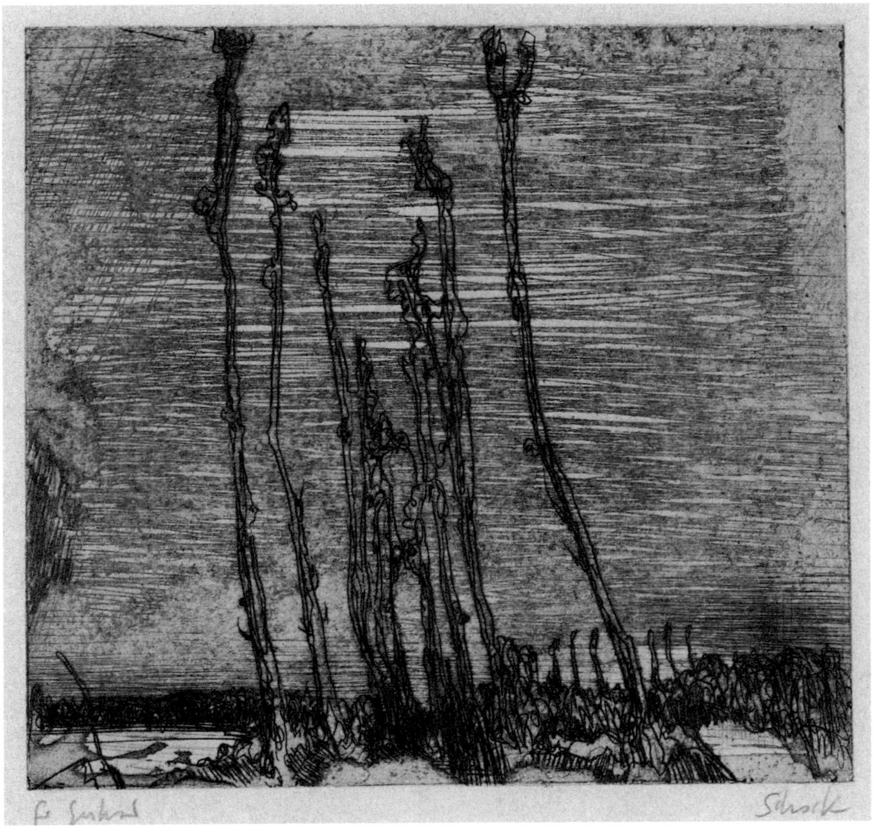

39 *Die Allee: »Hommage à Hobbema«*, 11. November 1971

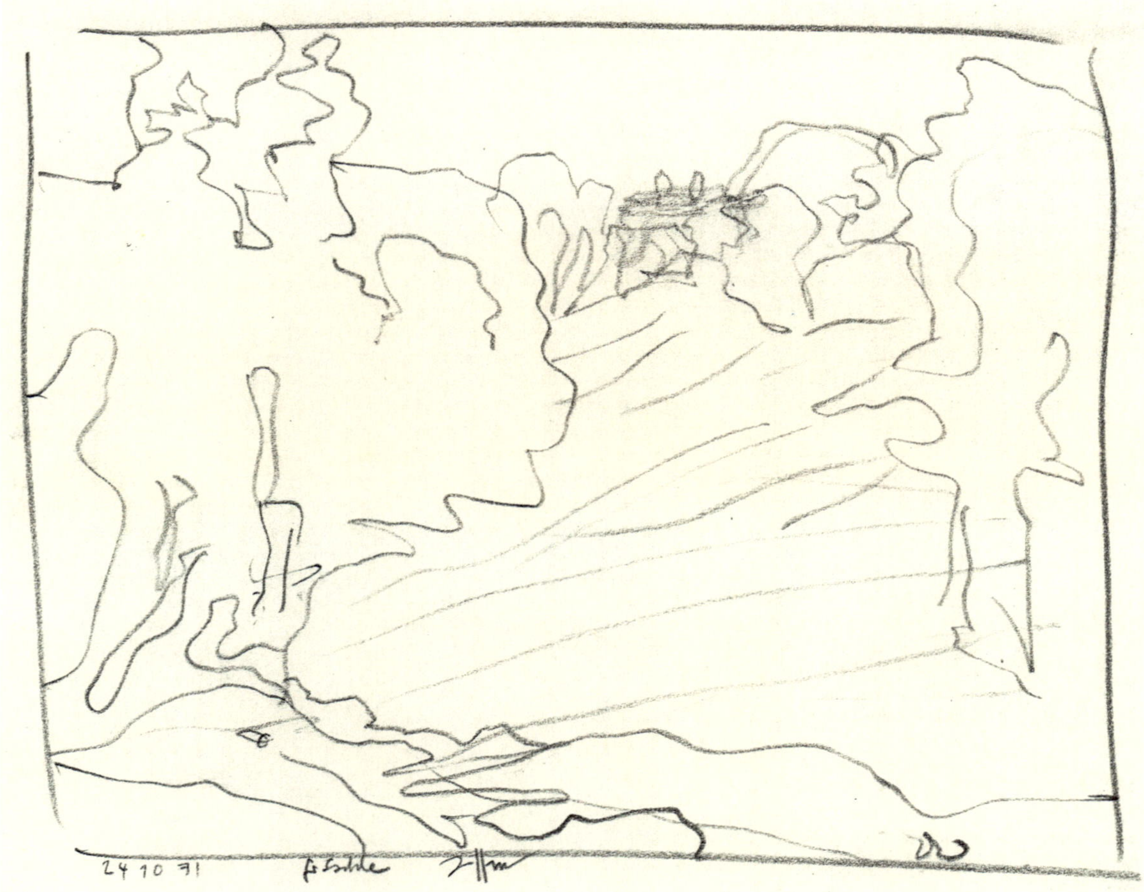

40 *Bleistiftvorzeichnung für die Radierung»Nebel«*, 22. Oktober 1971

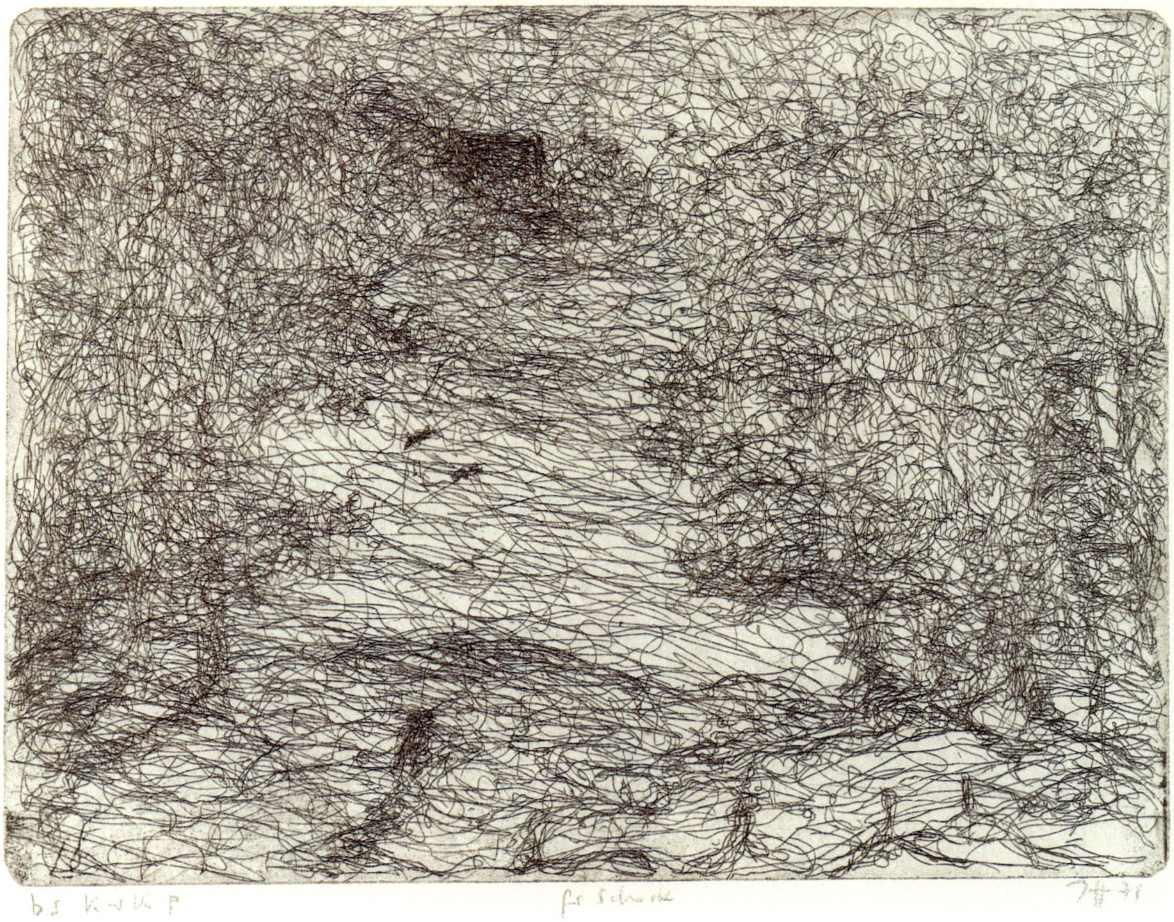

41 *Nebel in Baurs Park*, 23. Oktober 1971

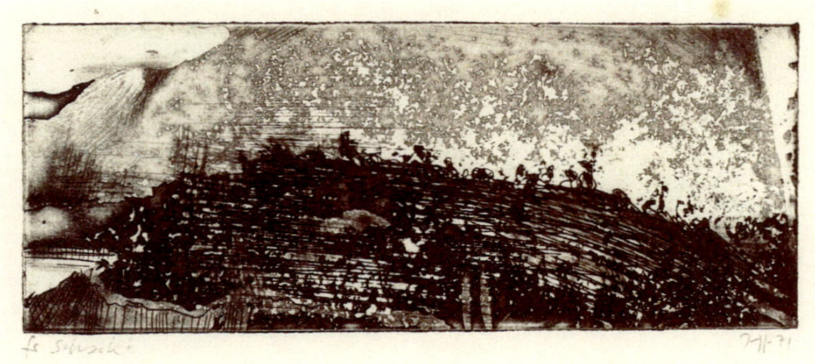

42 *Waldbrand*, 2. November 1971

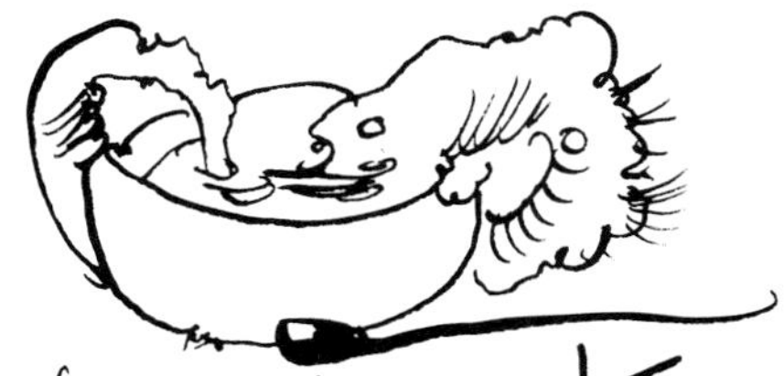

Anspielung + Kopie

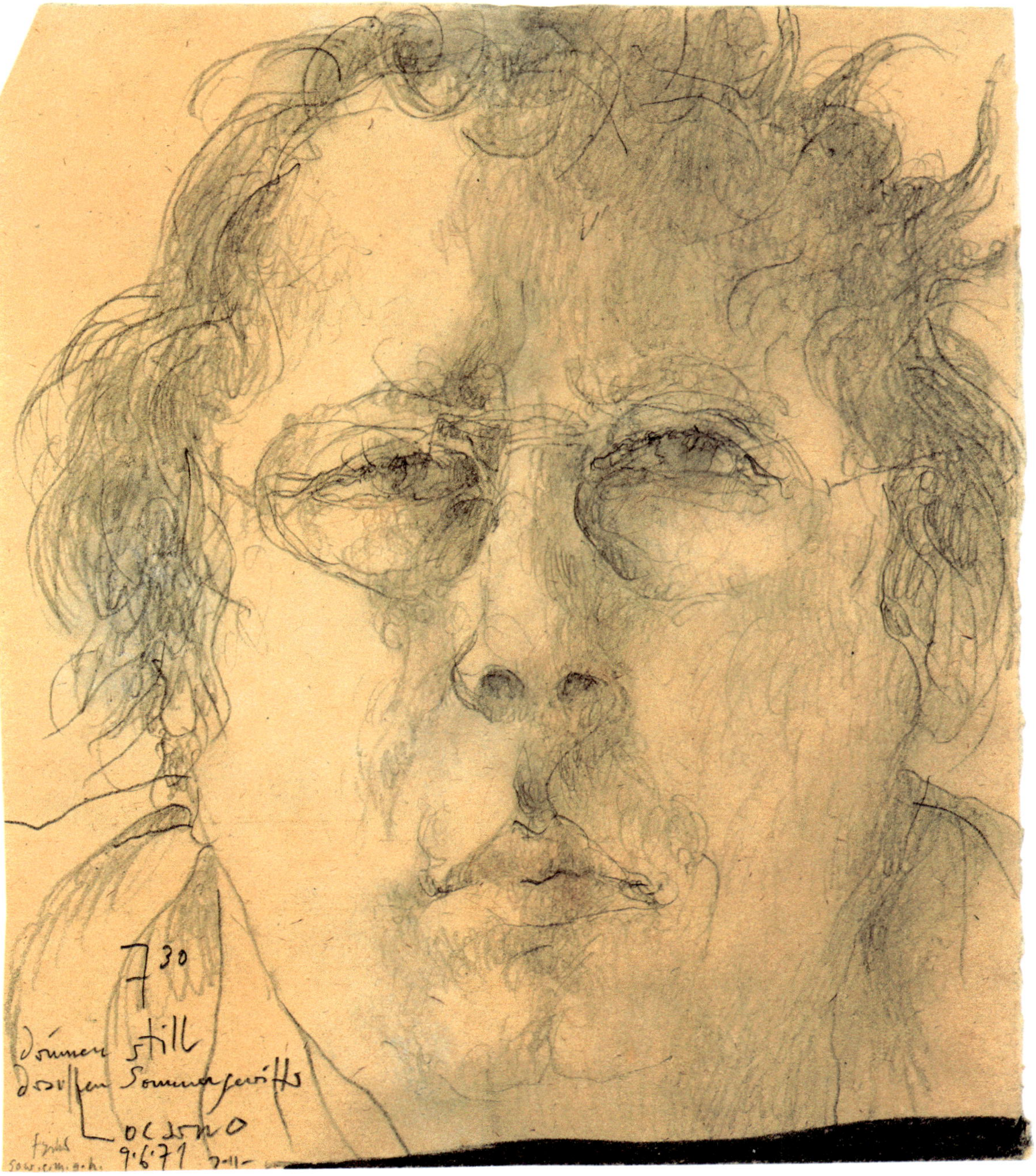

43 *Selbstbildnis »Drinnen still – draußen Sommergewitter«*,
Blei- und Farbstift, Locarno 9. Juni 1971

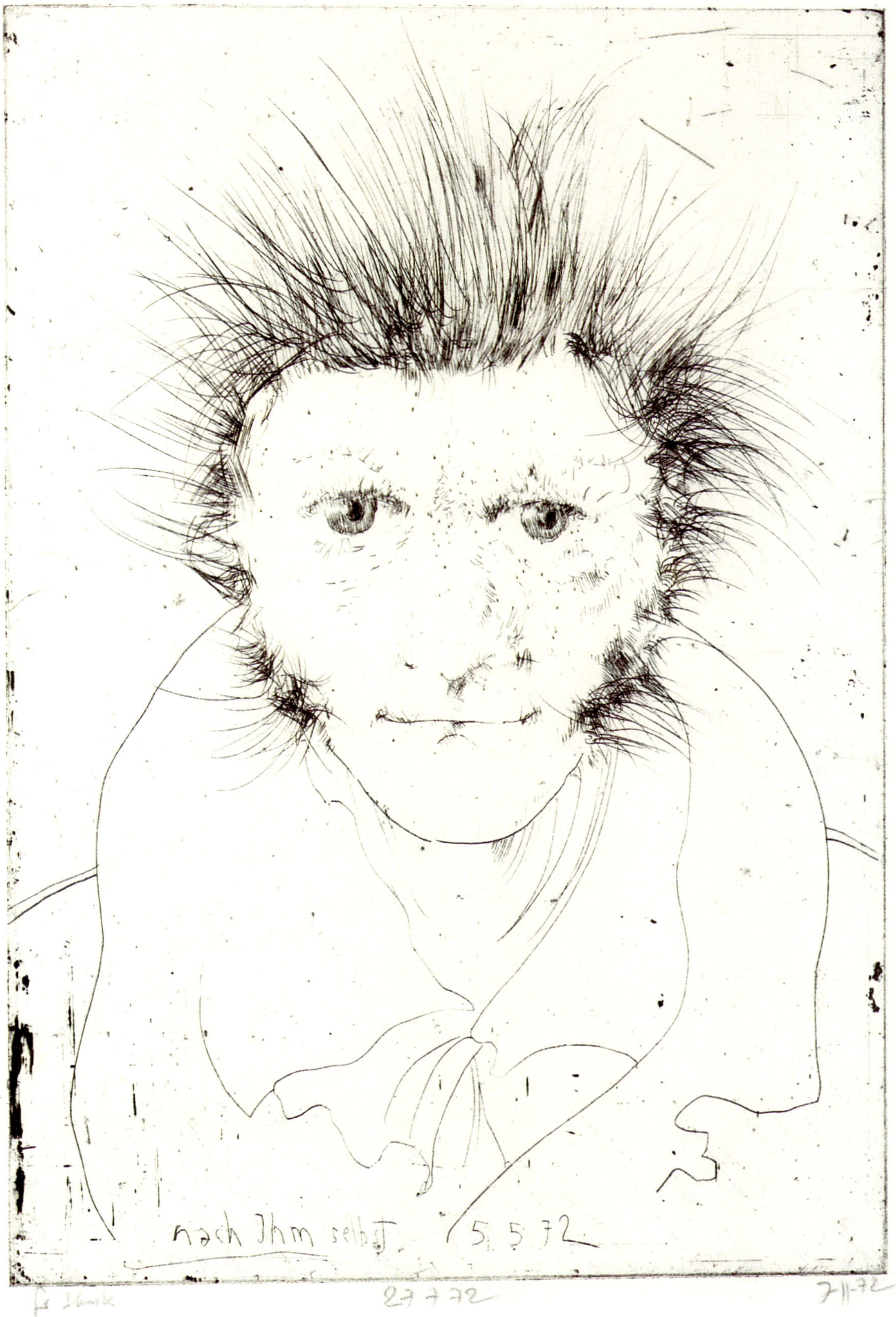

44 *E.T.A. Hoffmann – nach ihm selbst*, 5. Mai 1972

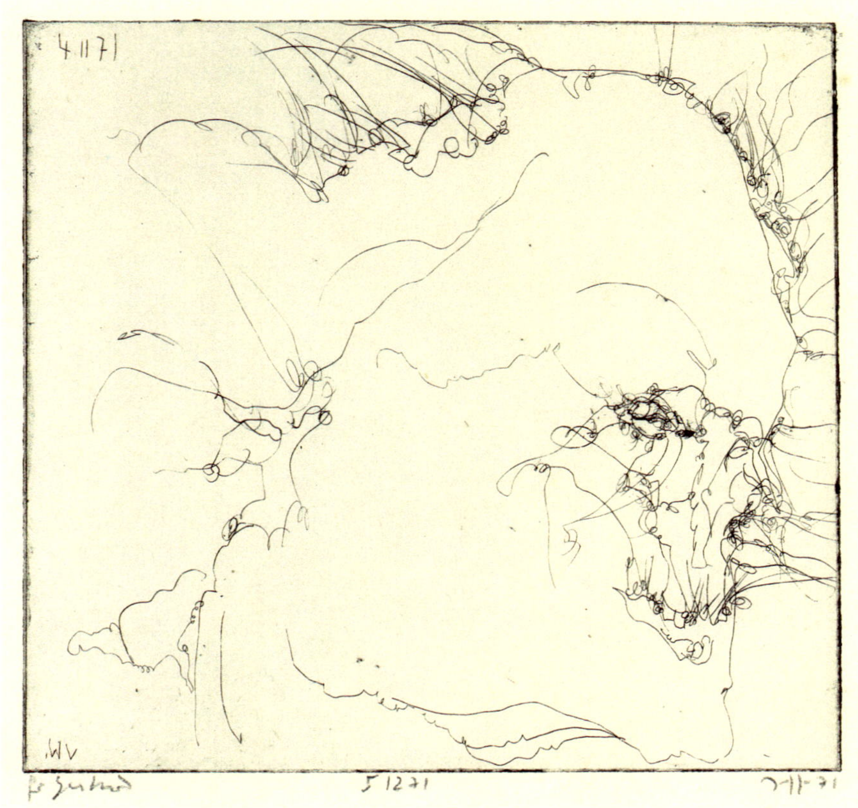

45 *Kopf: eine Zeichnung in der Art von Baldung Grien nach Hokusai*, 4. November 1971

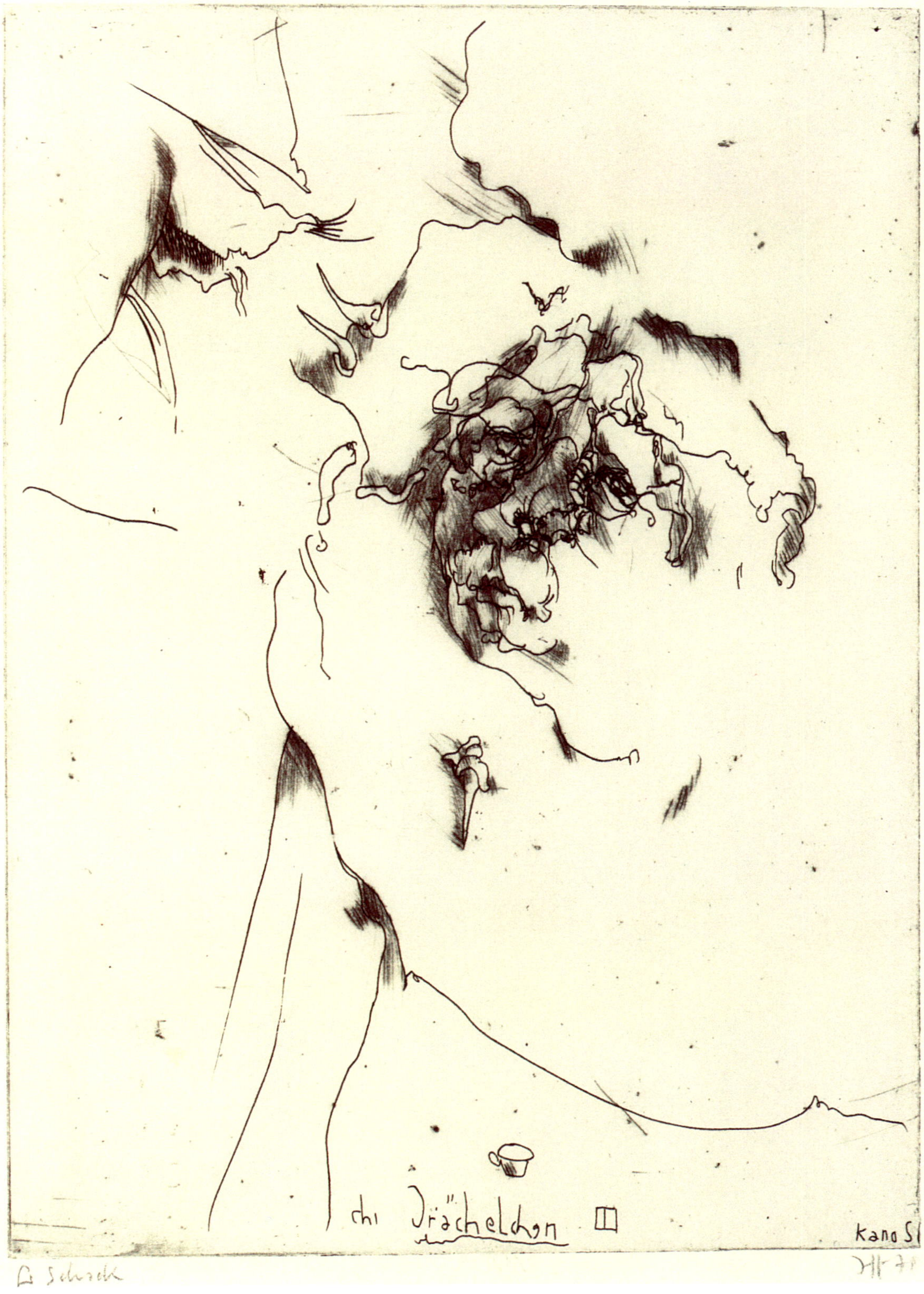

46 *Drächelchen*, 22. und 30. Oktober 1971

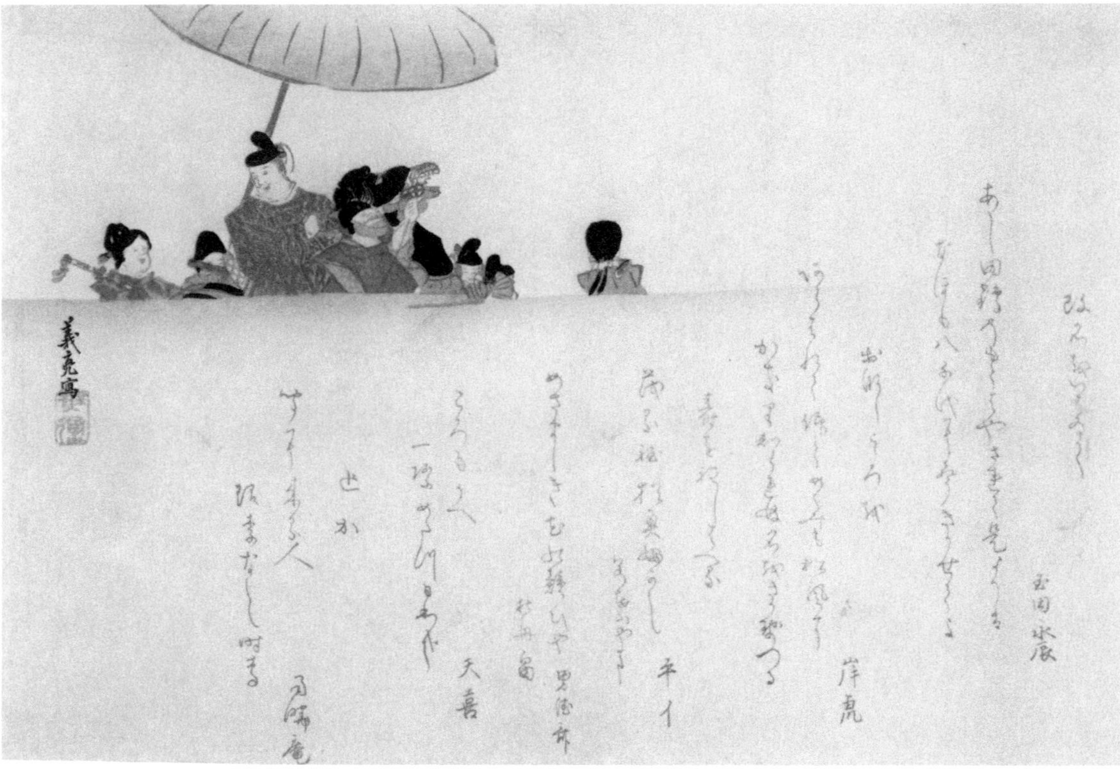

47 *Surimono: Neujahrsglückwunsch von Yoshiaki*, Japan um 1860

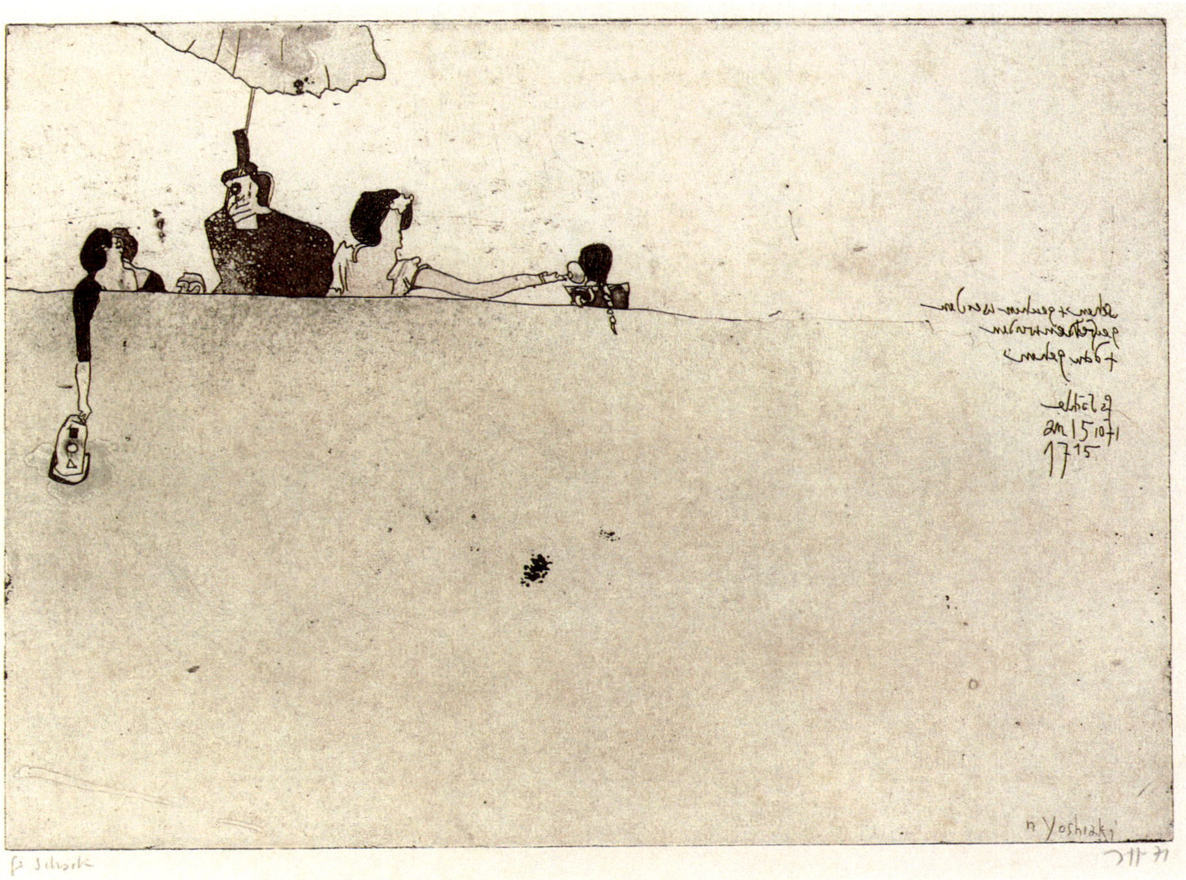

48 *Kopie nach einem Surimono von Yoshiaki*, 17. Oktober 1971

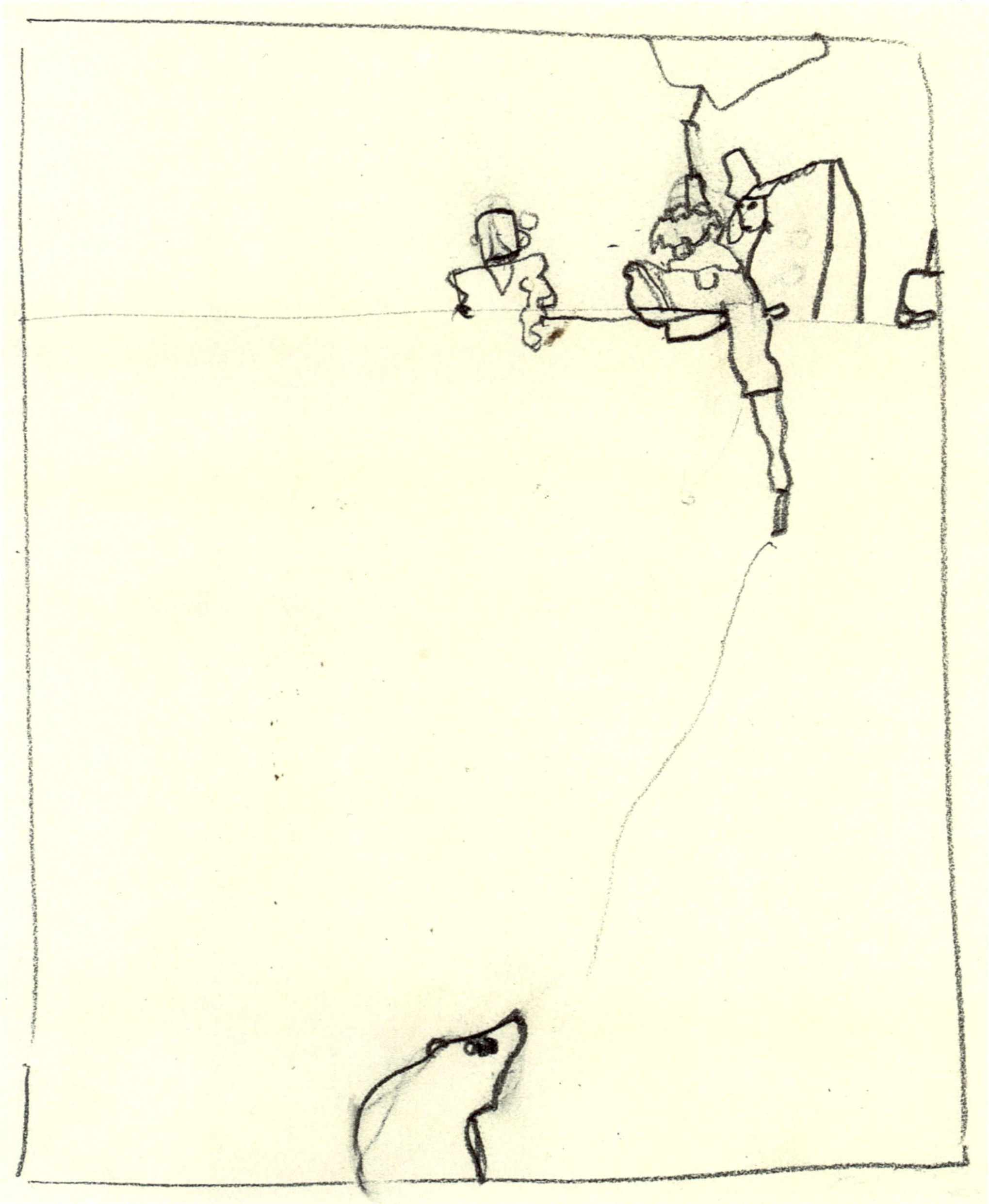

zu 49 Bleistiftskizze zur Radierung »*Japanisch Hagenbeck*«, 31. Oktober 1971

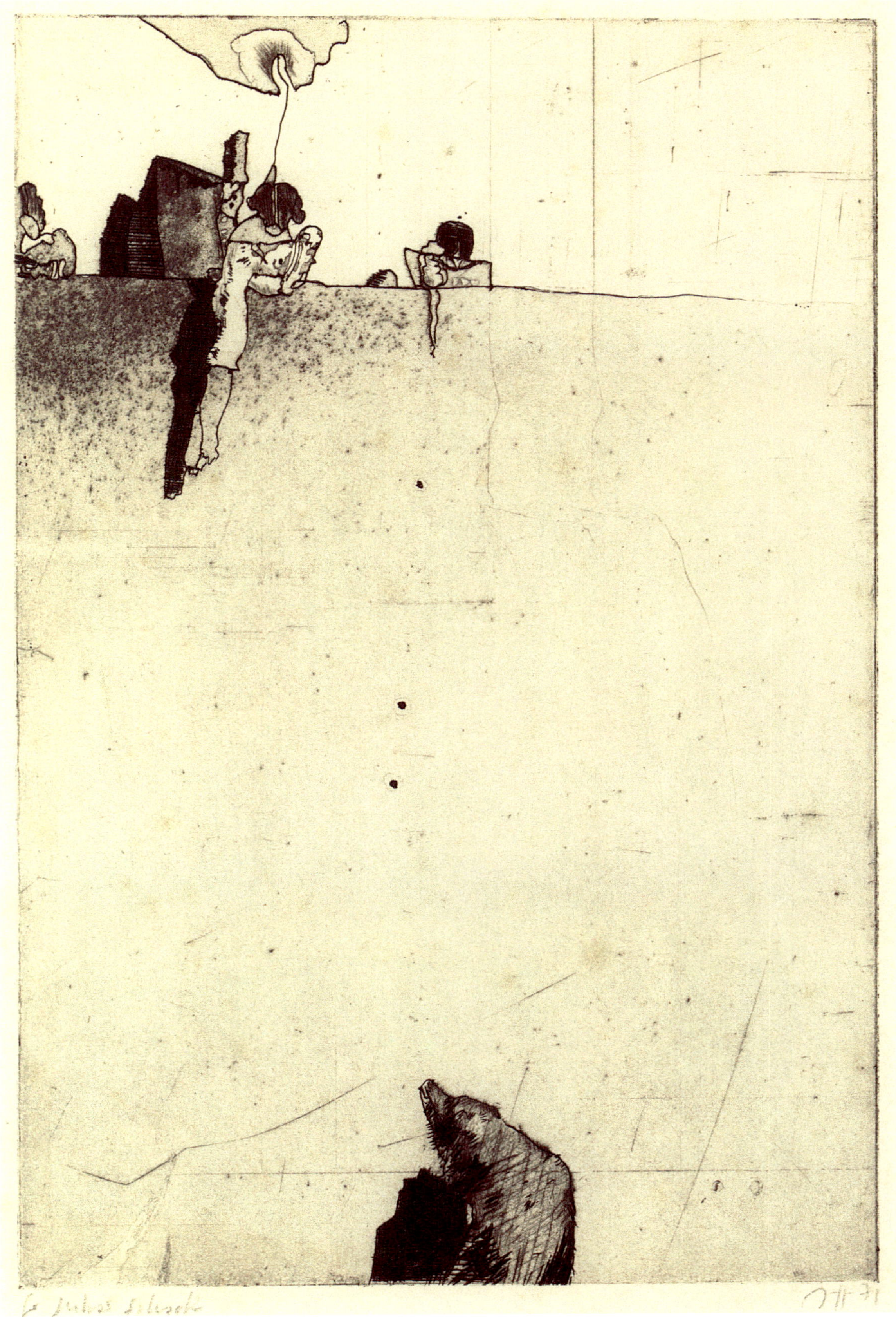

49 *Japanisch Hagenbeck*, 1. November 1971

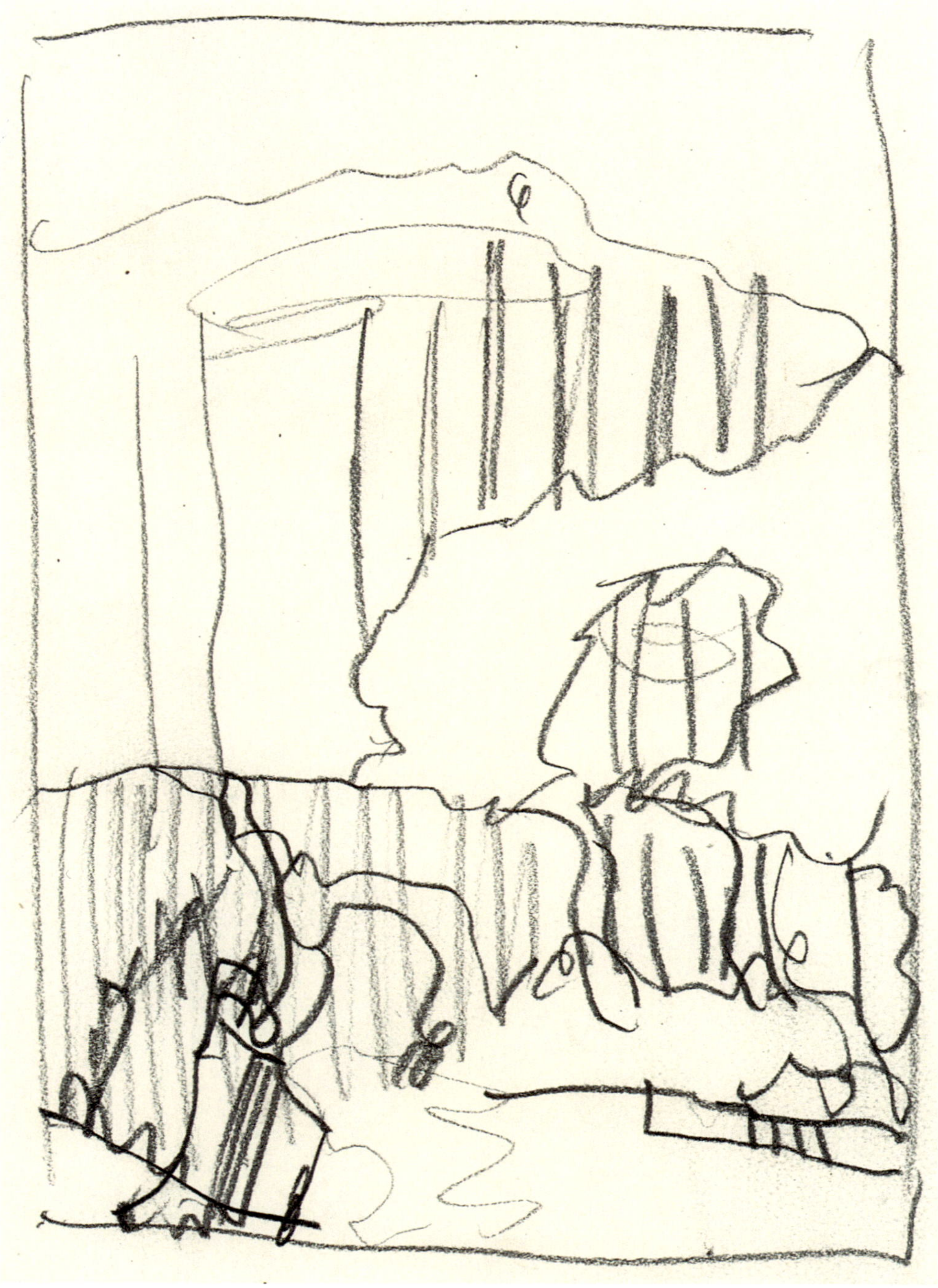

50 *Bleistiftvorzeichnung zur Landschaft bei Illies,* 2. November 1971

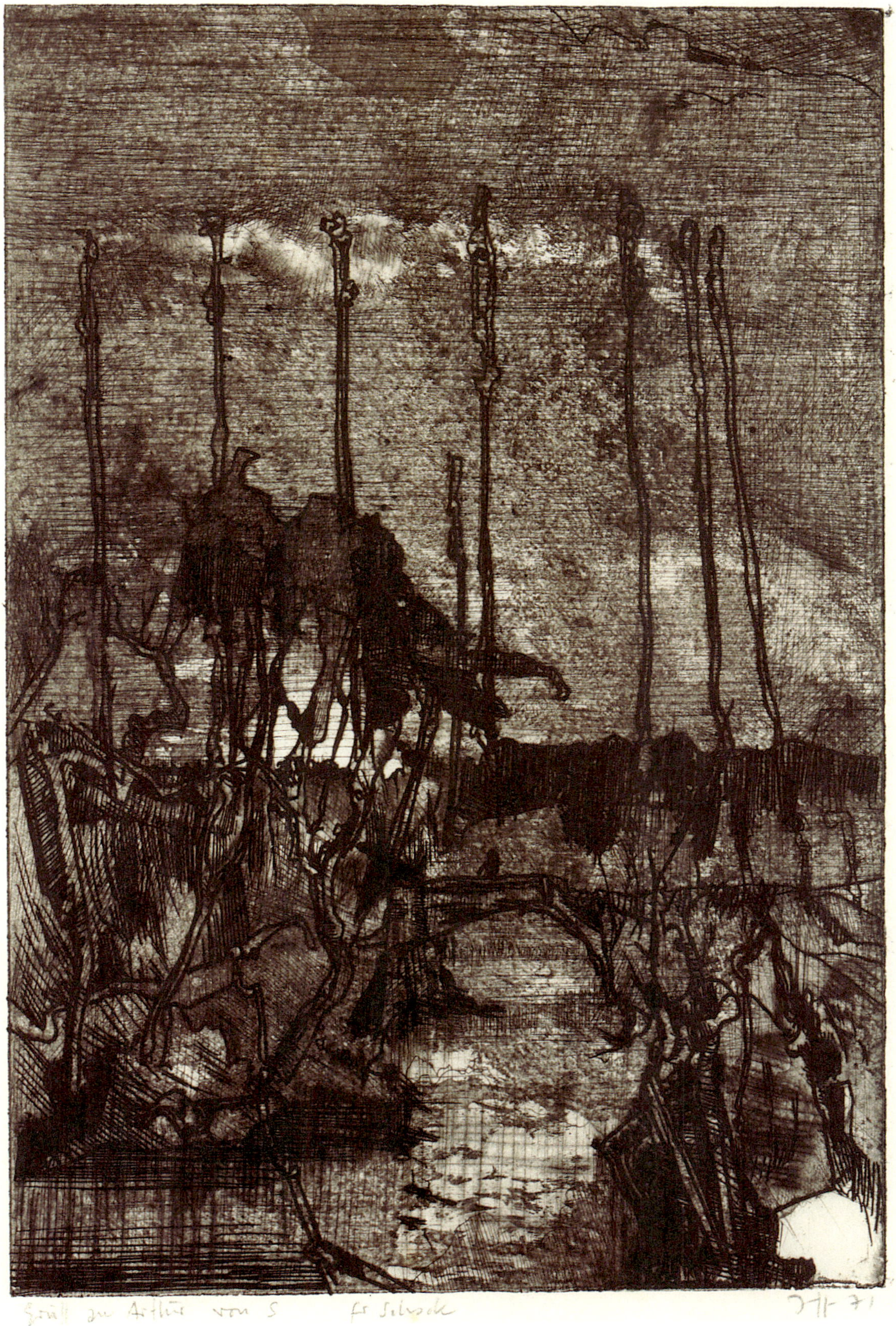

51 *Landschaft bei Illies*, 3. November 1971

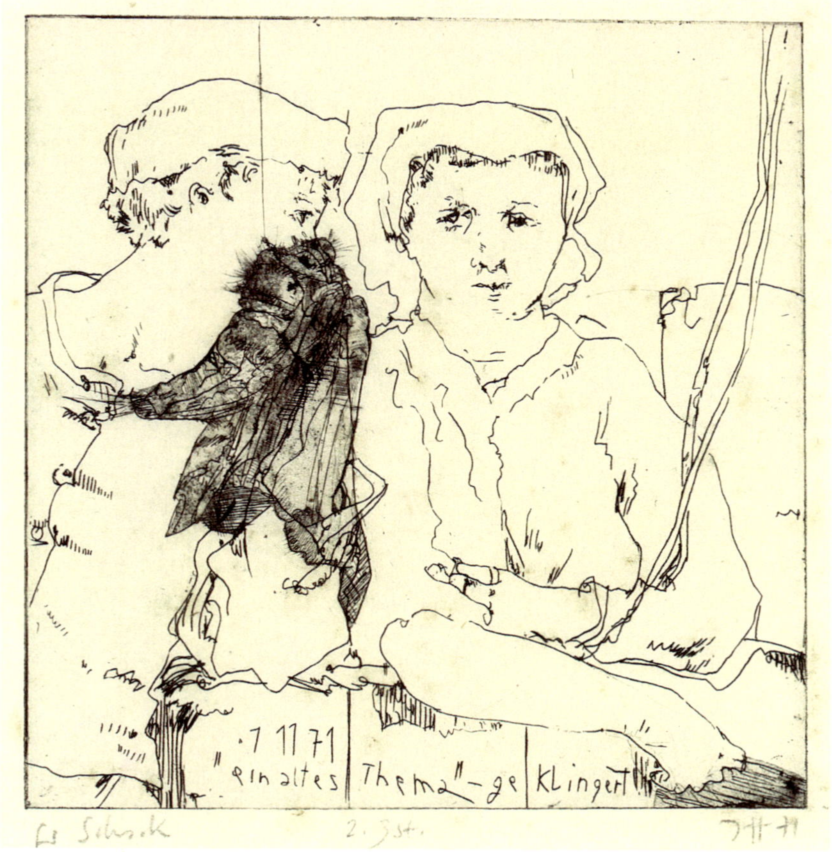

52 *Ein altes Thema – geklingert*, 1. November 1971

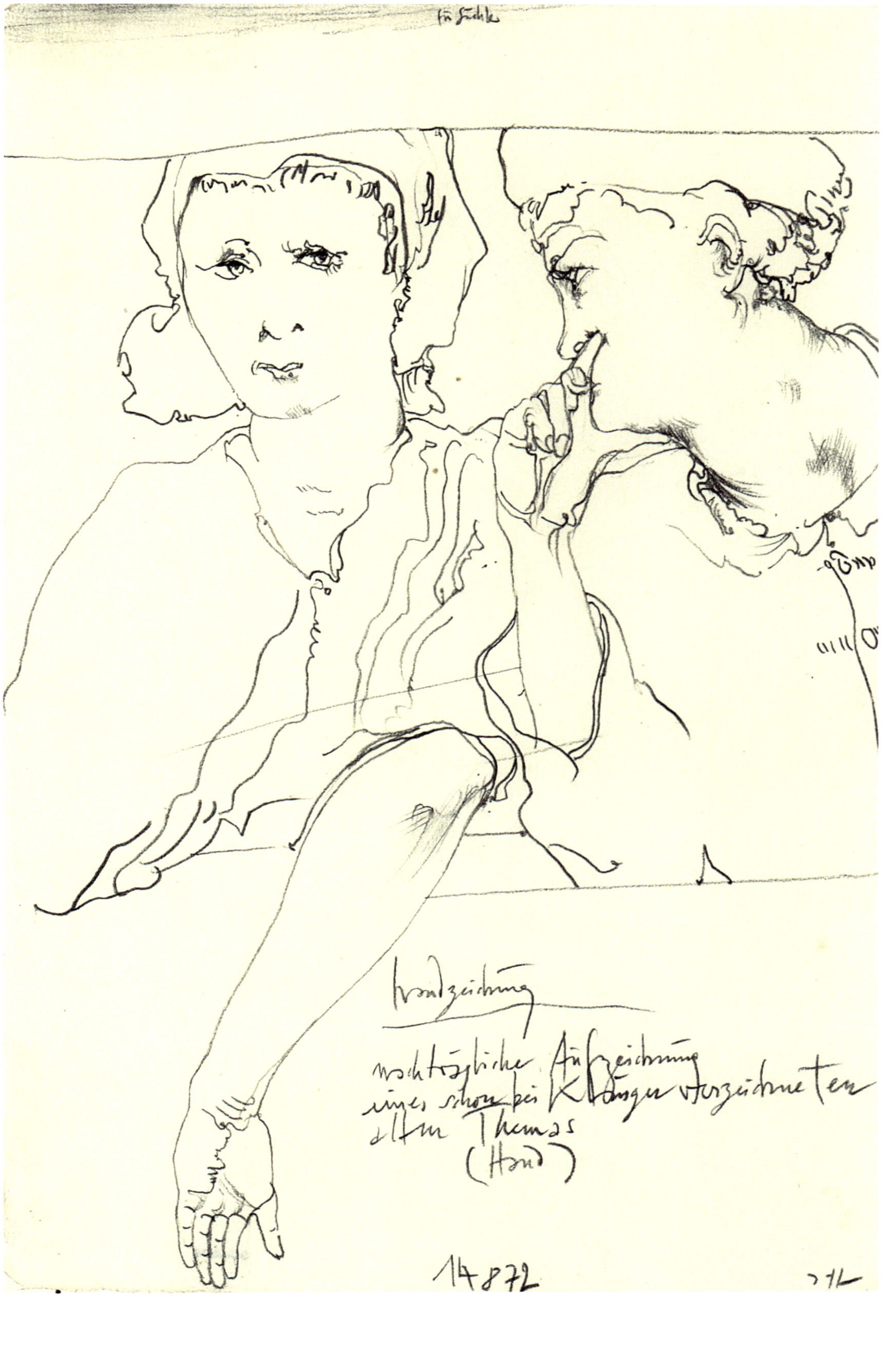
Handzeichnung
nachträgliche Aufzeichnung
eines schon bei Klinger verzeichneten
alten Themas
(Hand)
14 8 72

53 *Handzeichnung nach Klinger,* Bleistift, 14. August 1972

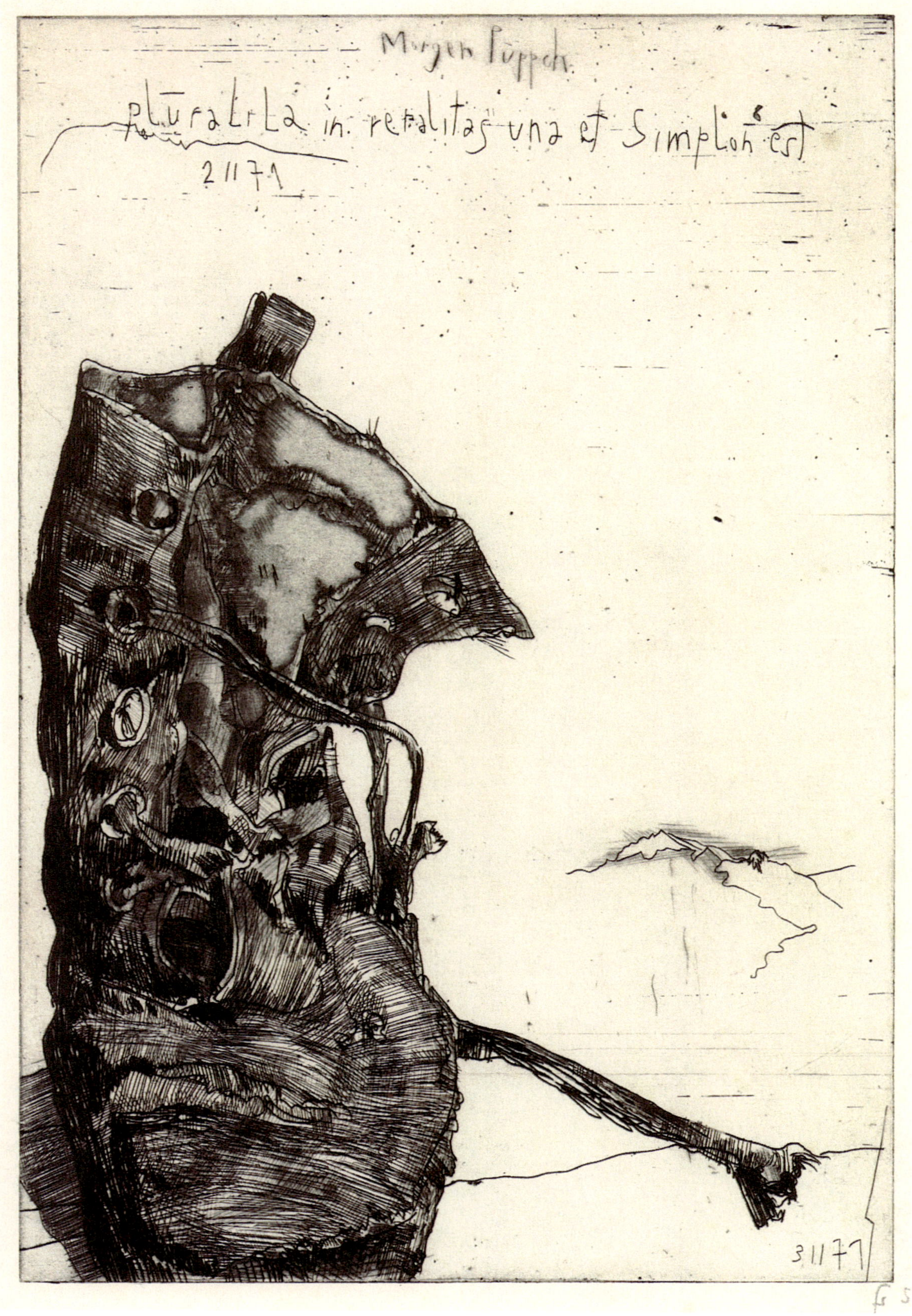

54 *Alter Stiefel – gemenzelt*, 2. November 1971

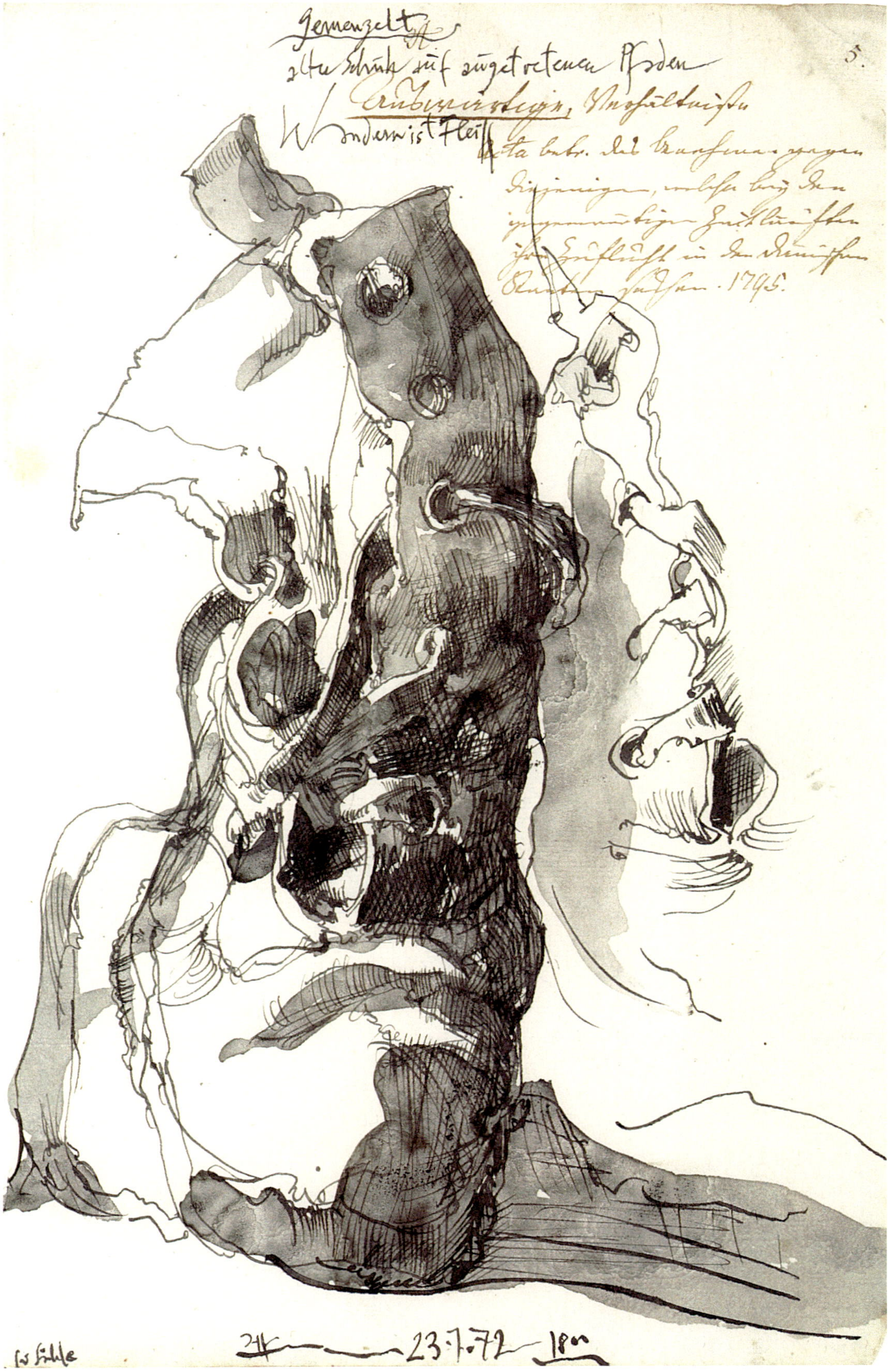

55 *Nachträgliche Vorzeichnung: Alter Stiefel*, lavierte Federzeichnung, 23. Juli 1972

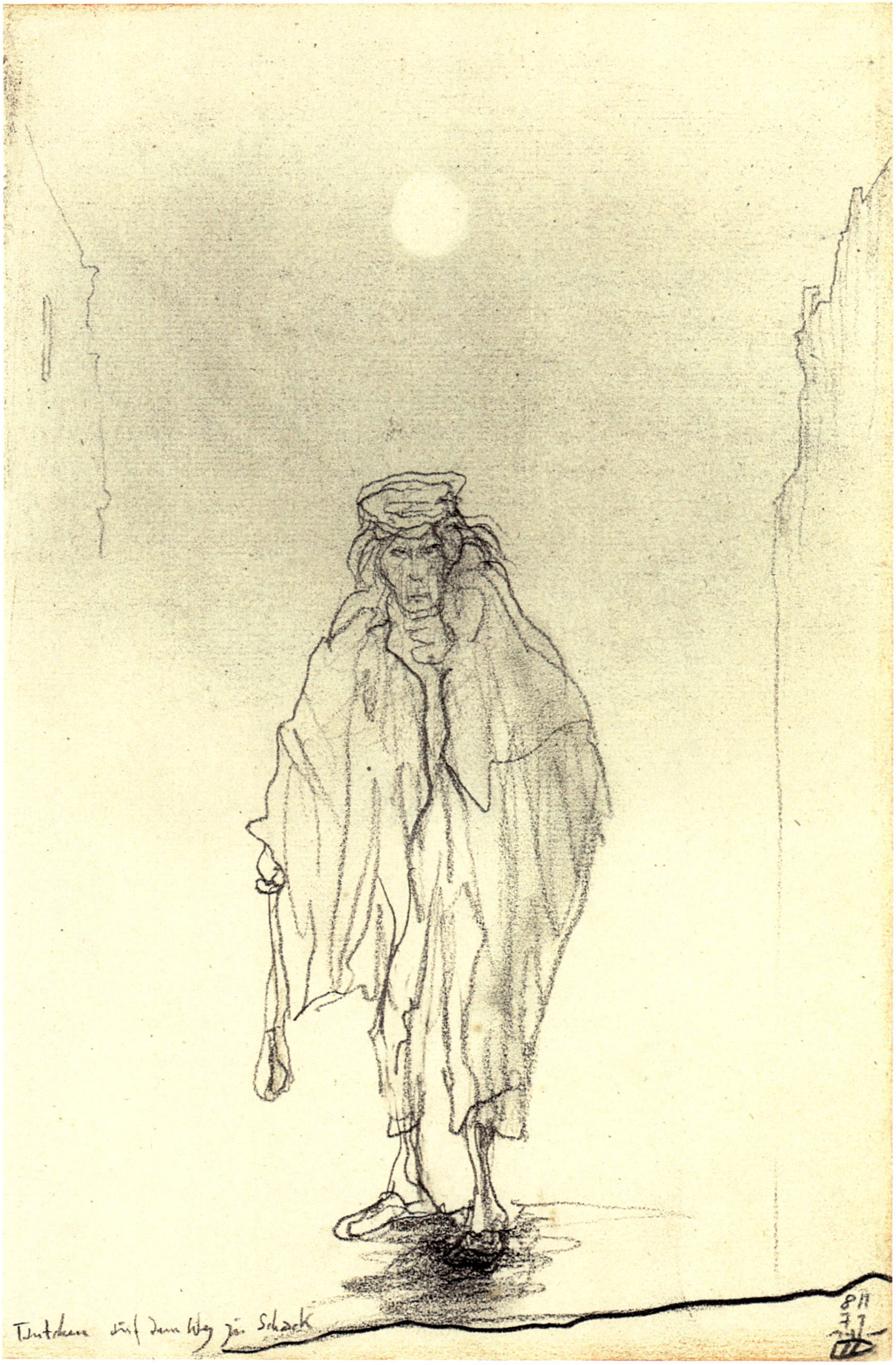

56 *Tantchen auf dem Weg zu Schack*, Bleistift, 8. November 1971

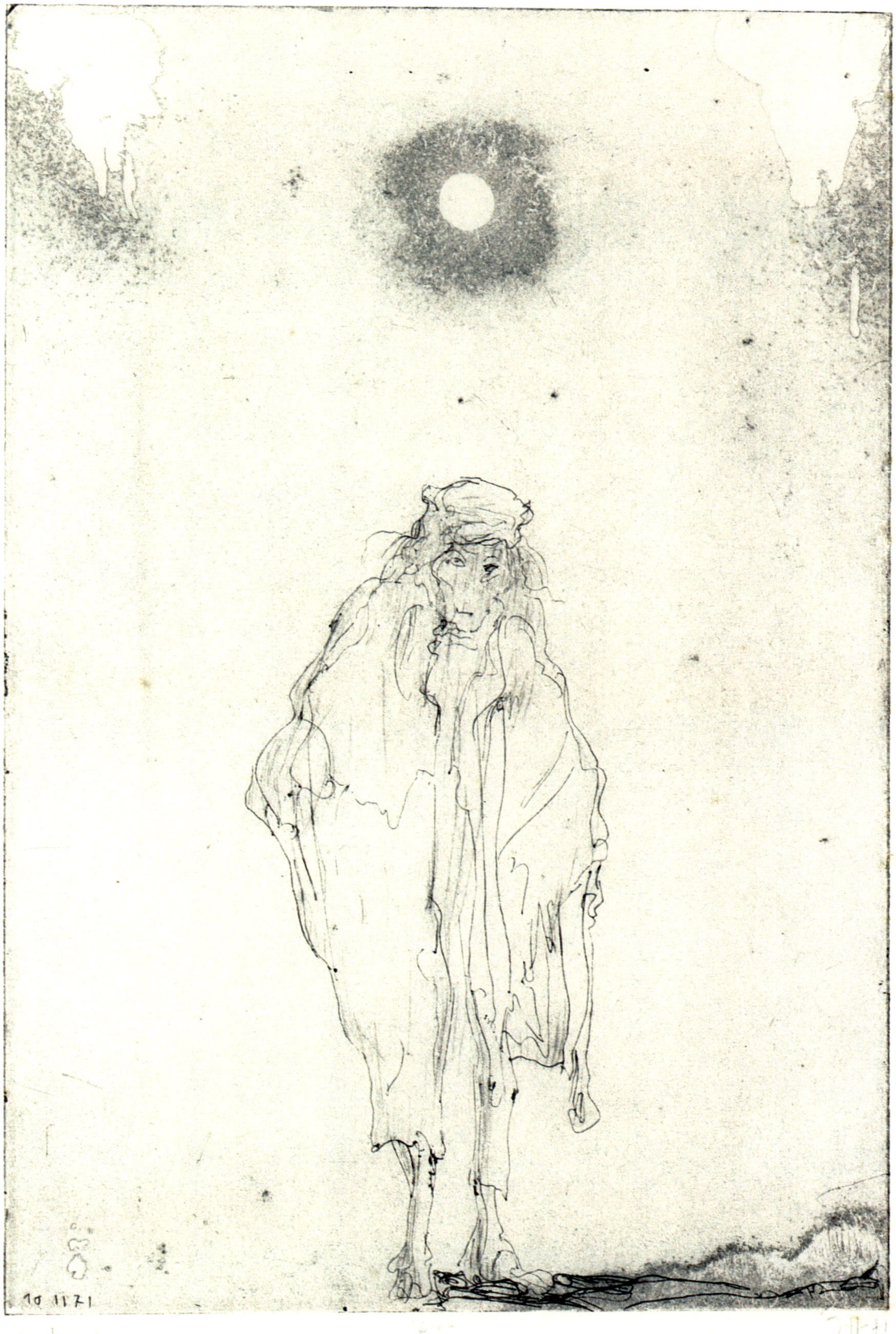

57 *Tantchen*, 10. November 1971

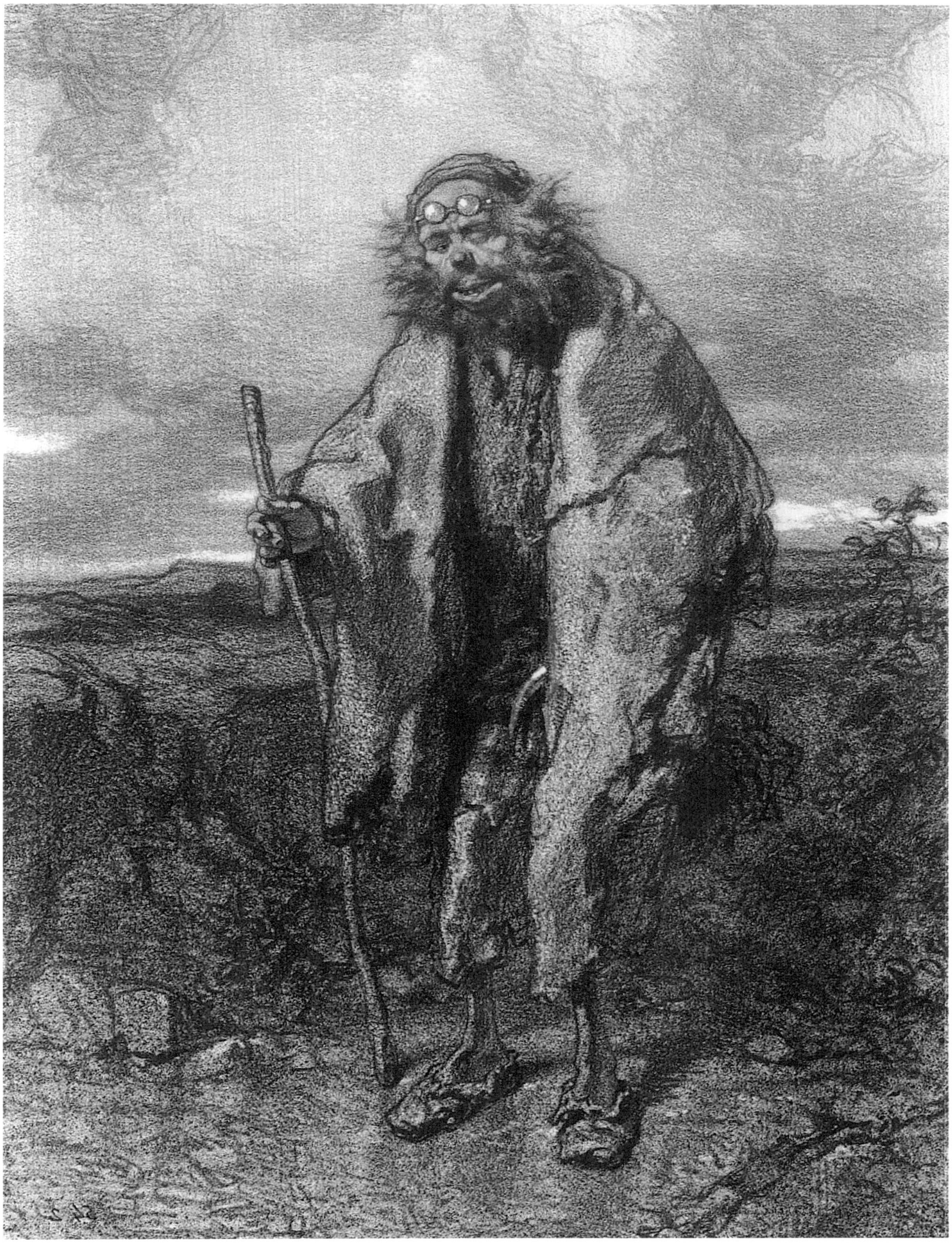

58 *»Thomas Vireloque« von Paul Gavarni*, Lithographie, 1851

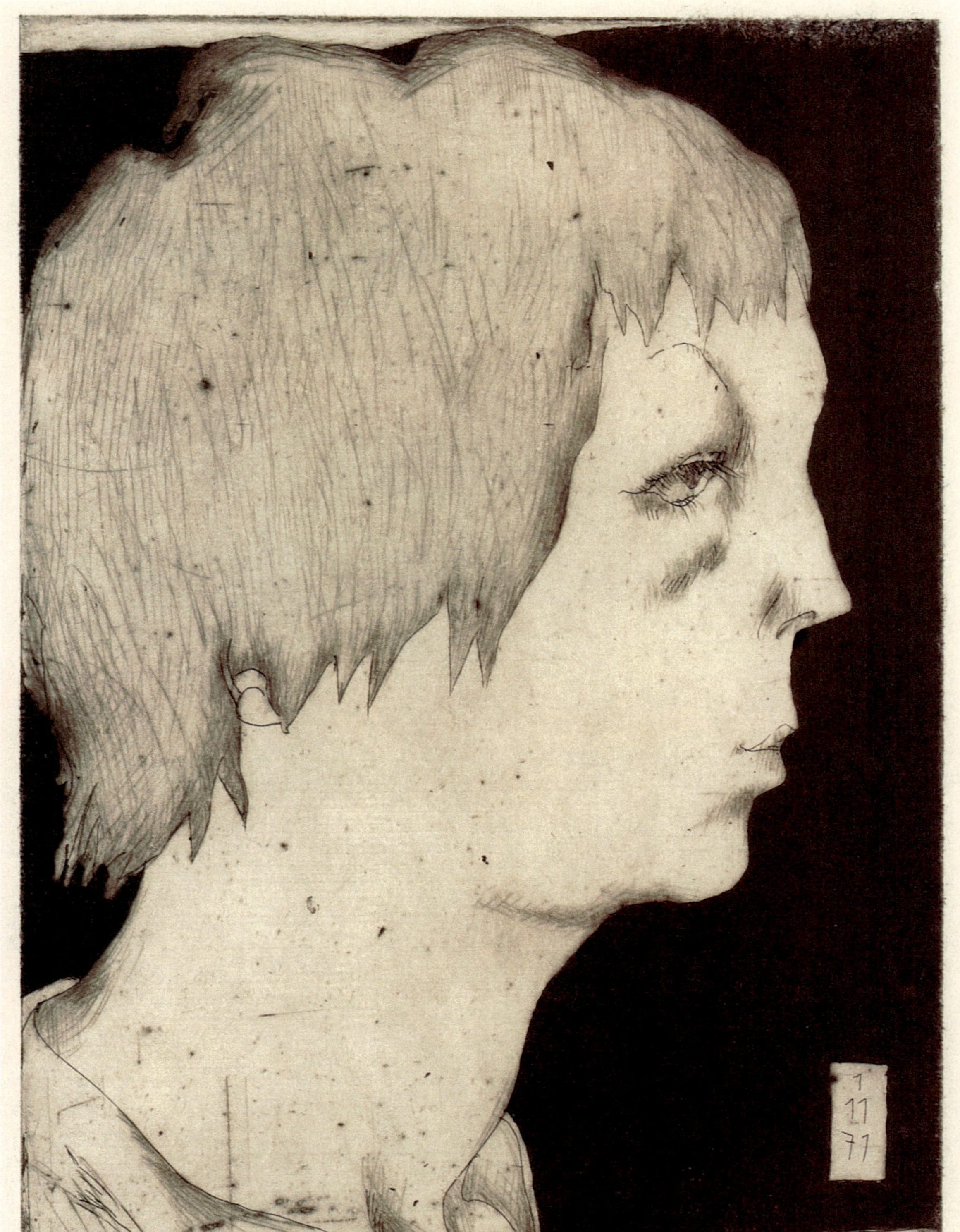

59 *Gesche – Volvifront*, 1. November 1971

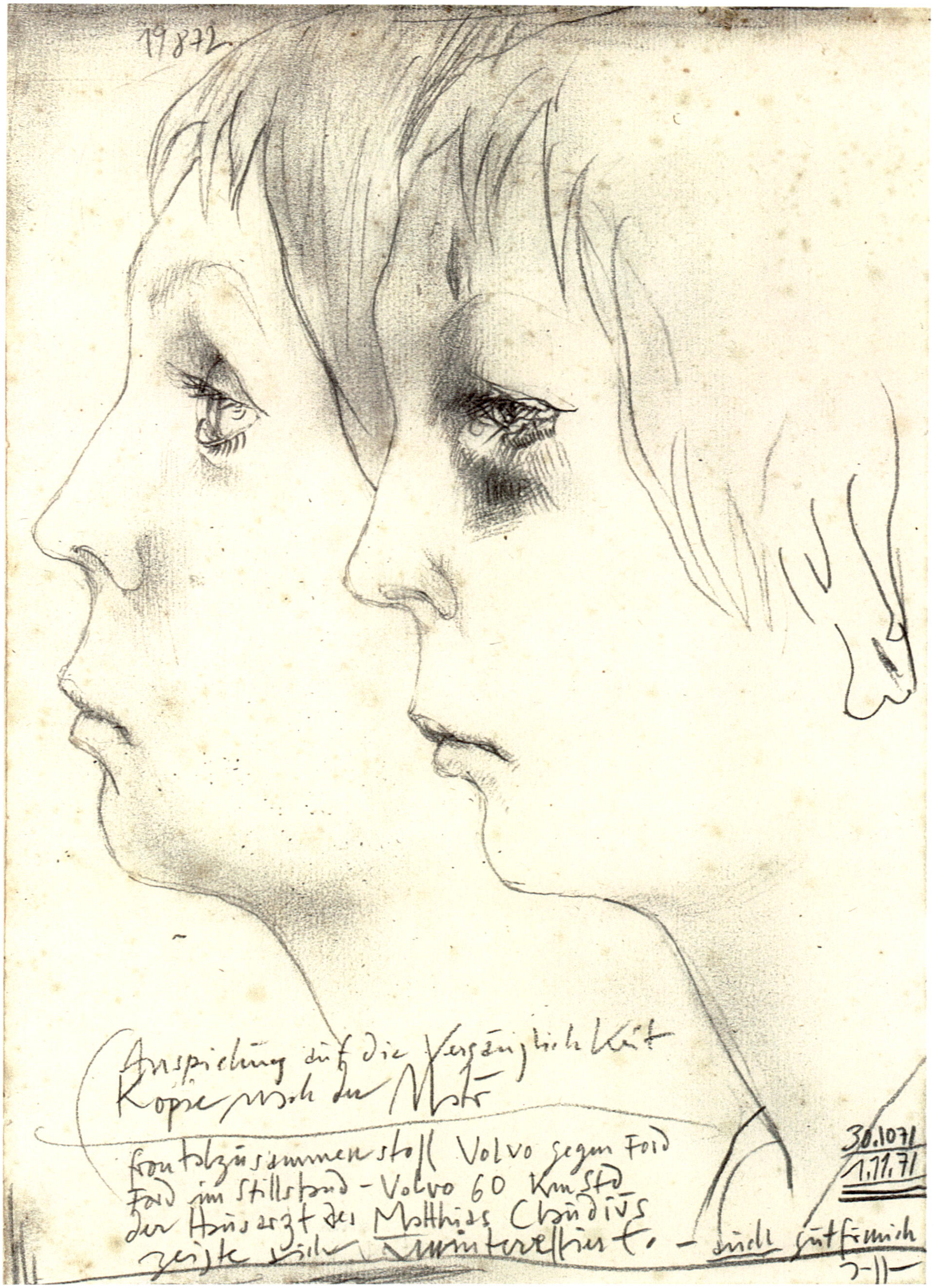

60 *Anspielung auf die Vergänglichkeit*, Bleistiftzeichnung, 19. August 1972

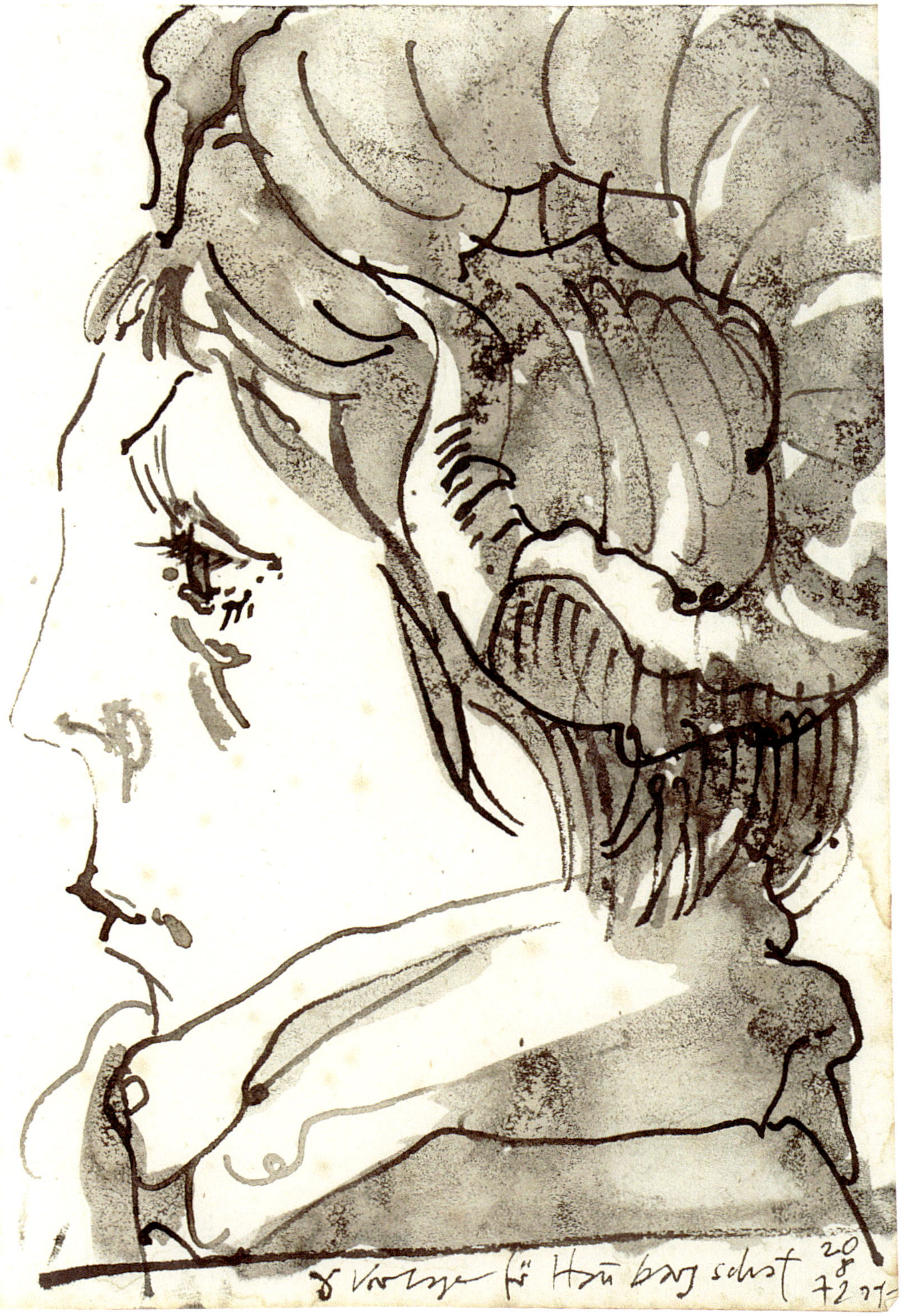

61 *Vorlage für Haubargschaf,* lavierte Federzeichnung, 20. August 1972

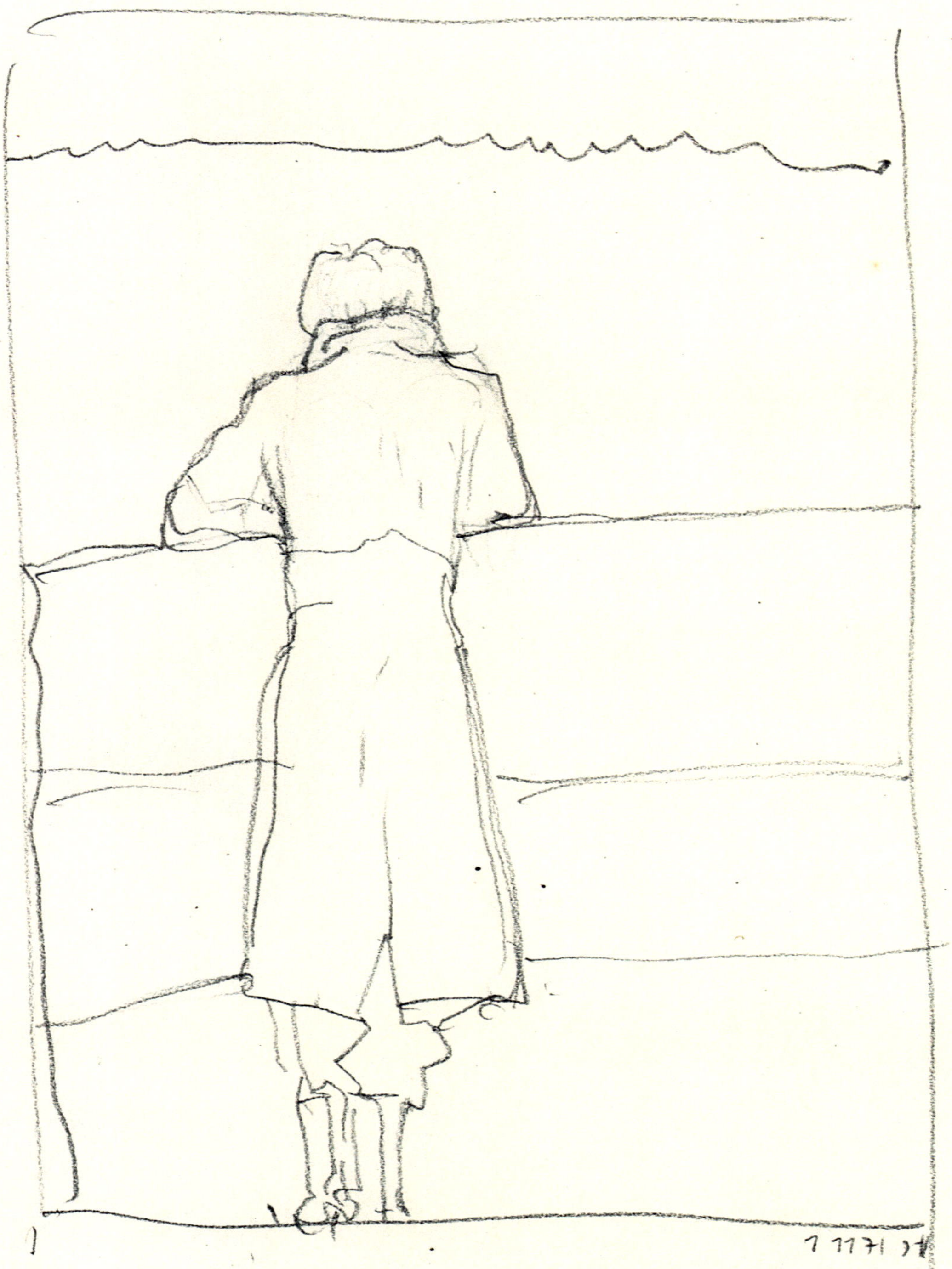

62 *Bleistiftskizze zur Radierung »Gesche am Geländer«*, 1. November 1971

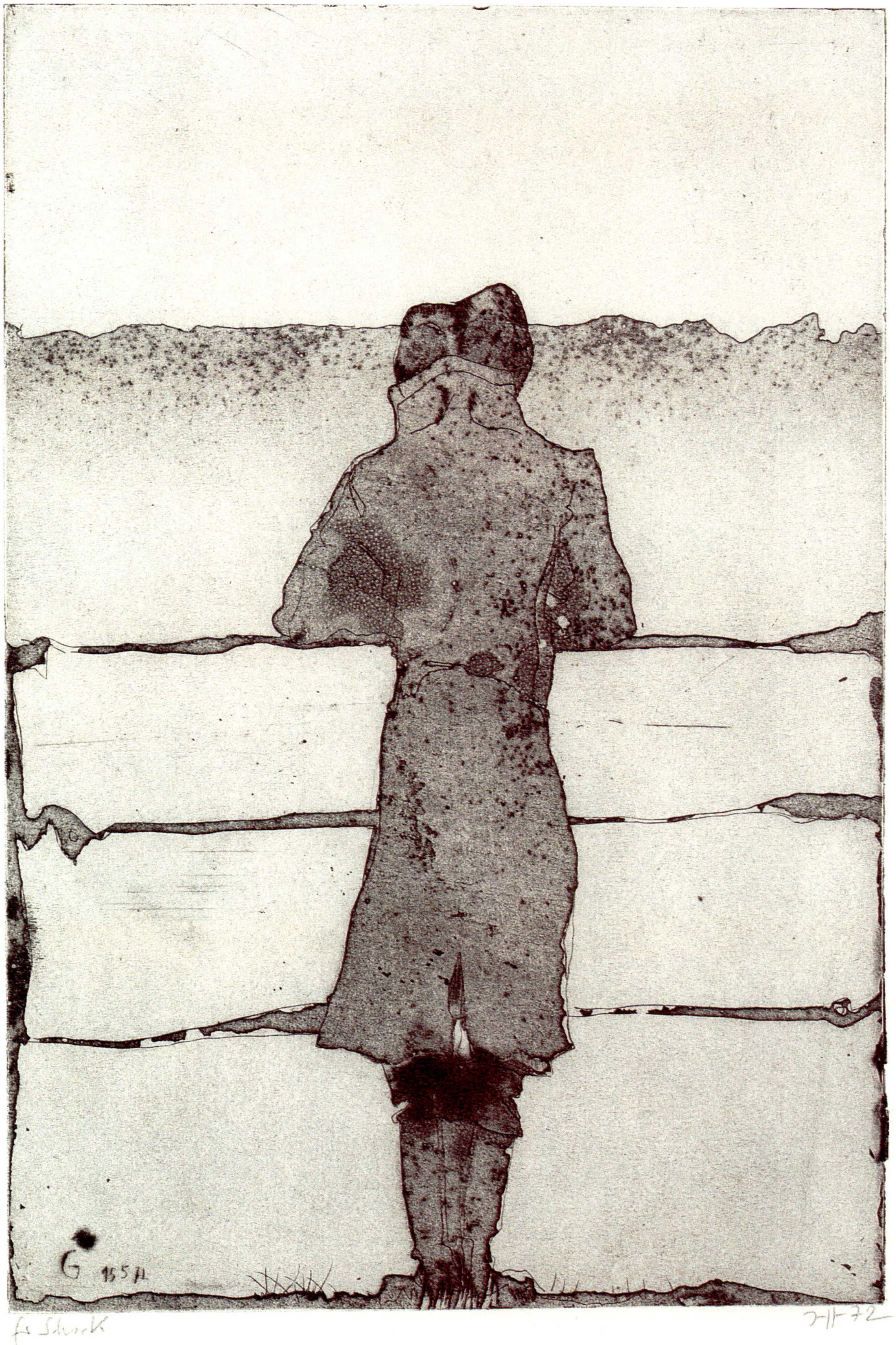

63 *Gesche am Geländer*, 15. Mai 1972

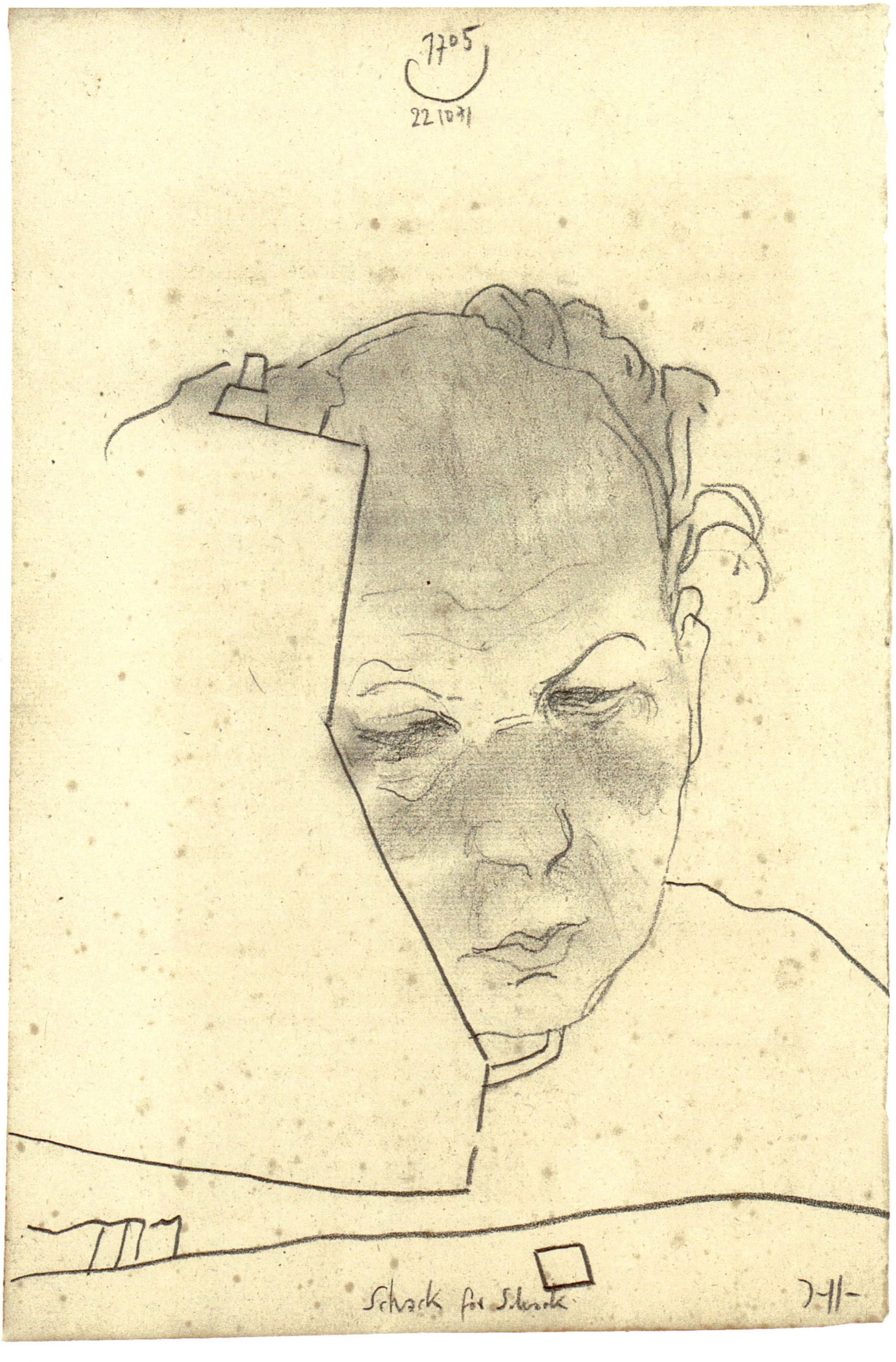

64 *Schack für Schack*, Bleistiftzeichnung, 22. Oktober 1971

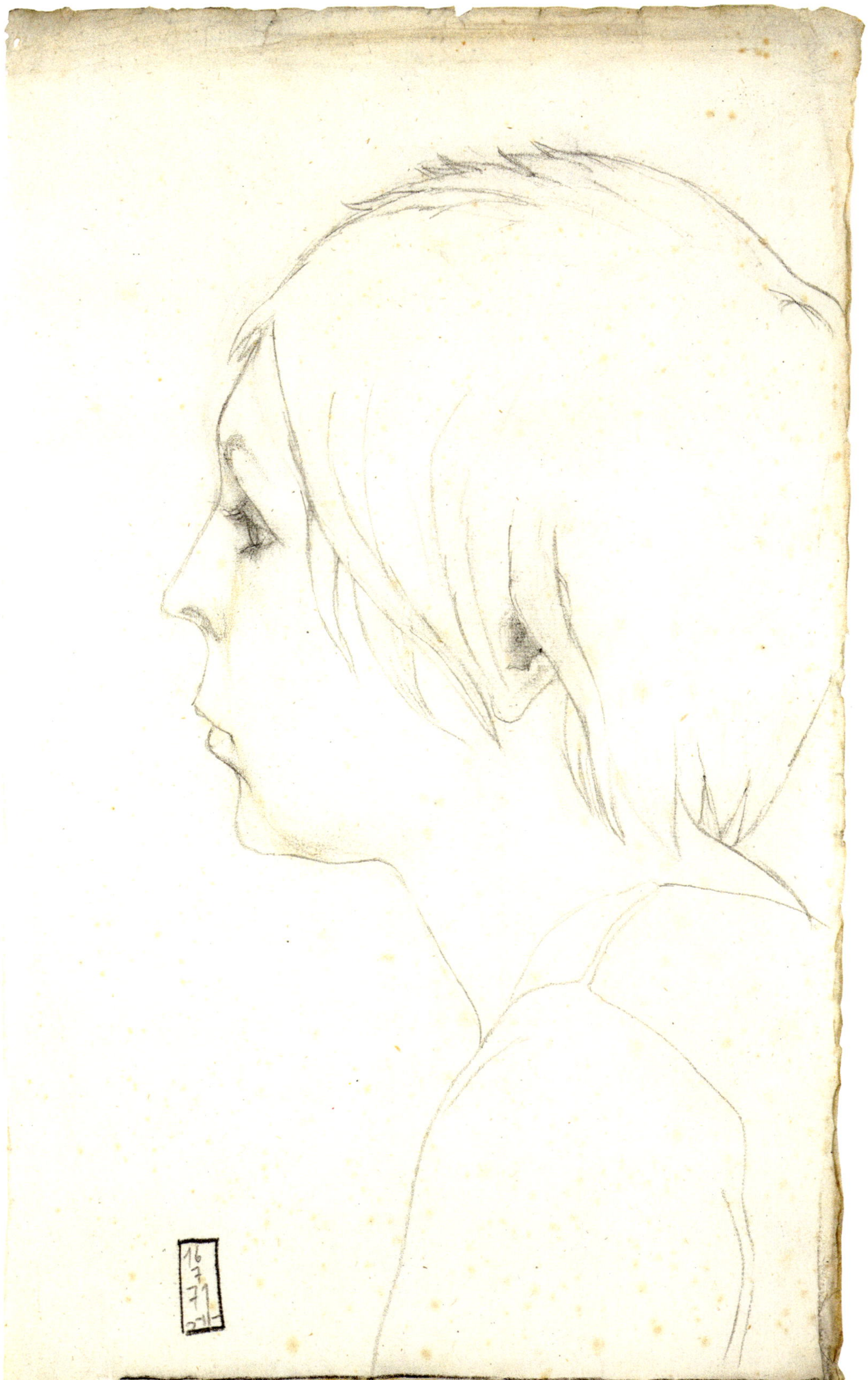

65 *Gesche,* Bleistiftzeichnung, 16. Juli 1971

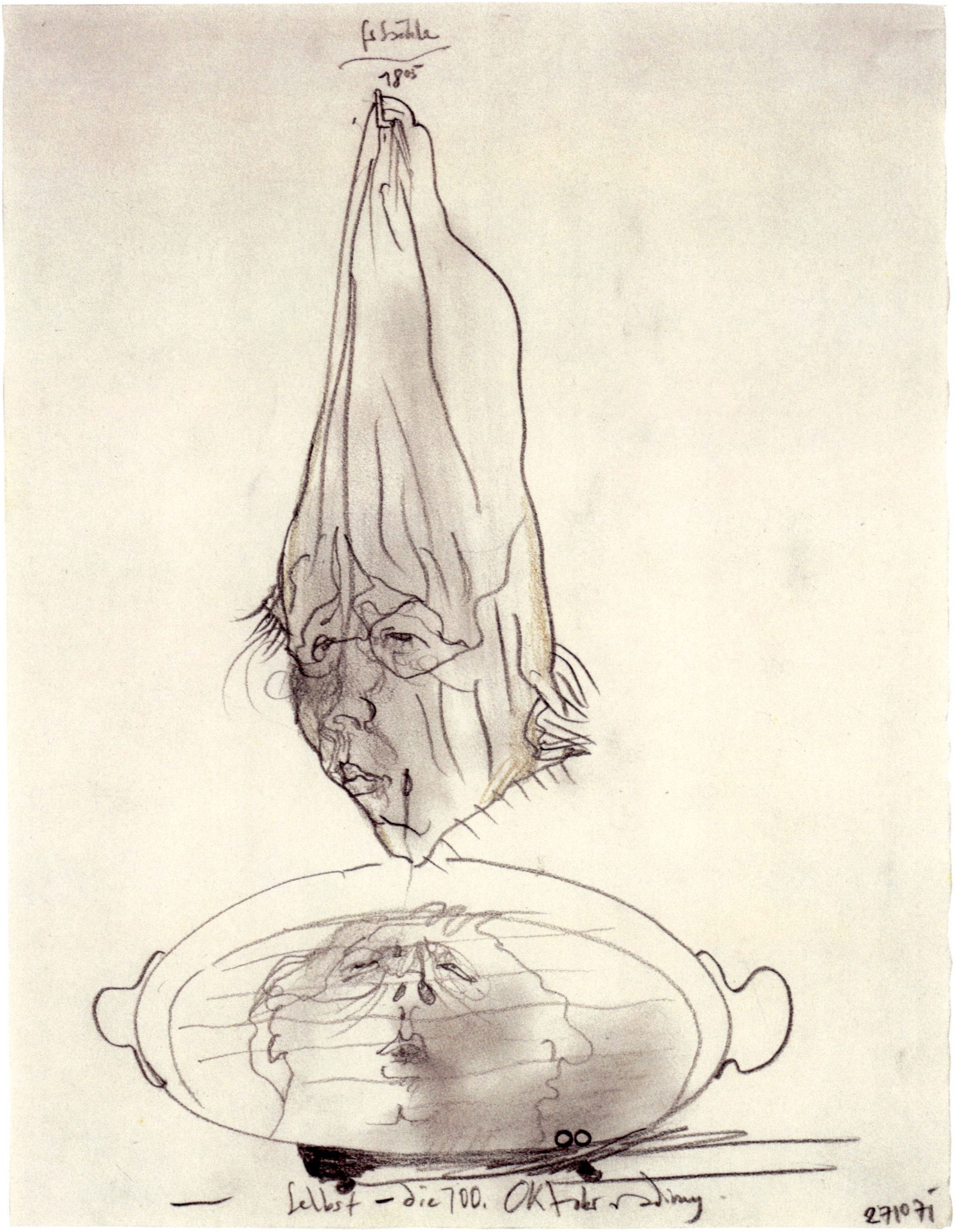

66 *Bleistiftskizze für die 100. Oktober-Radierung*, 27. Oktober 1971

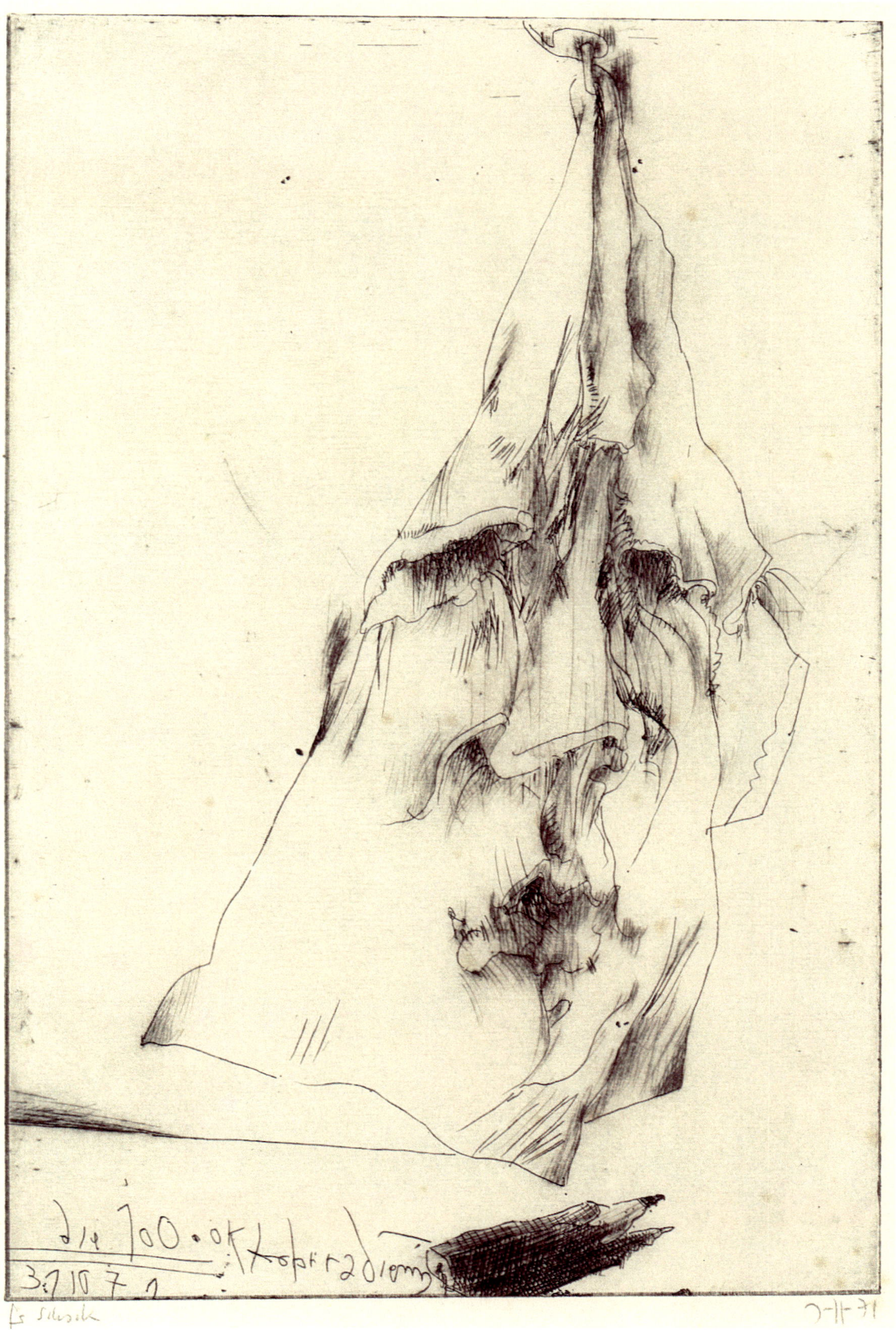

67 *Selbstbildnis: die 100. Oktober-Radierung*, 31. Oktober 1971

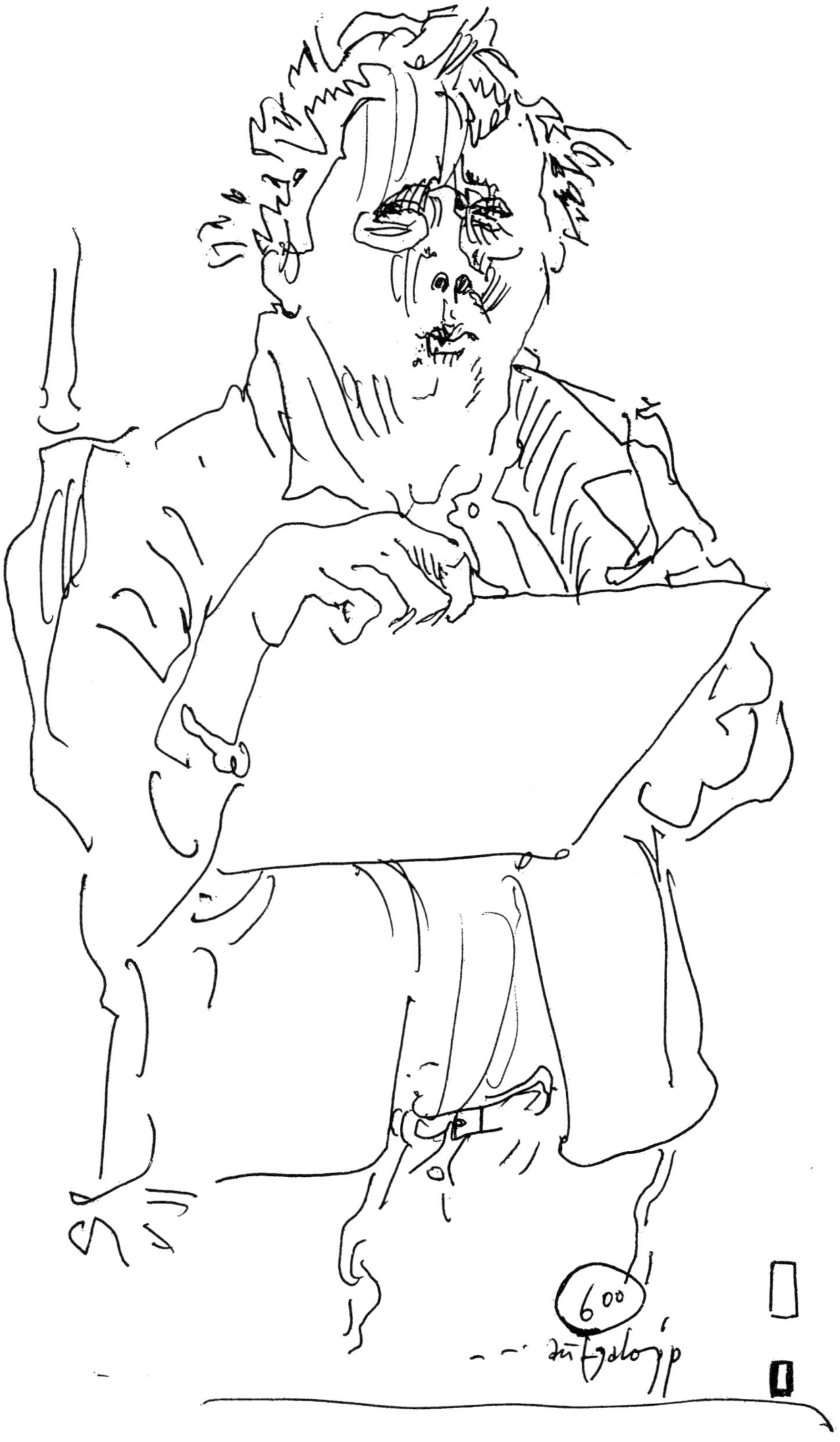
600
aufgalopp

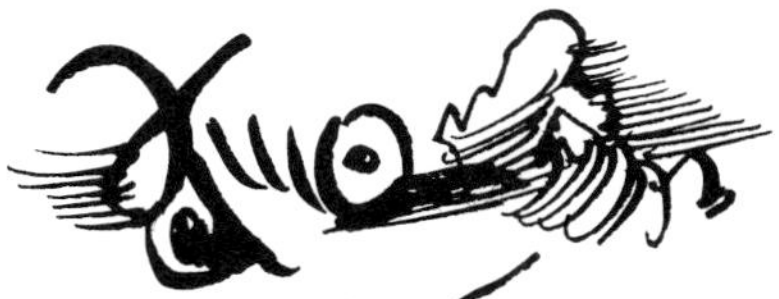

Vokabeln

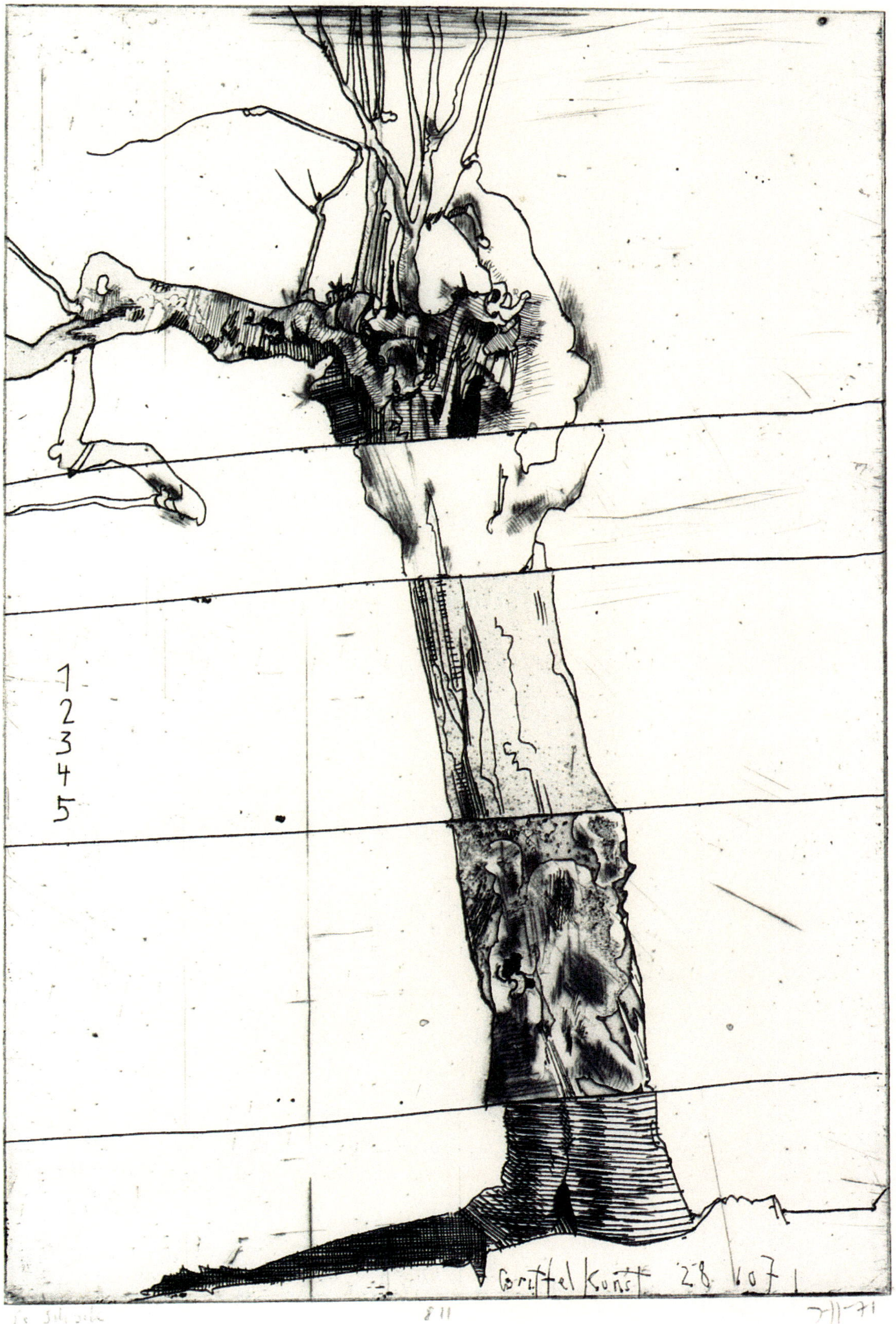

68 *Baum in Streifen*, 28. Oktober 1971

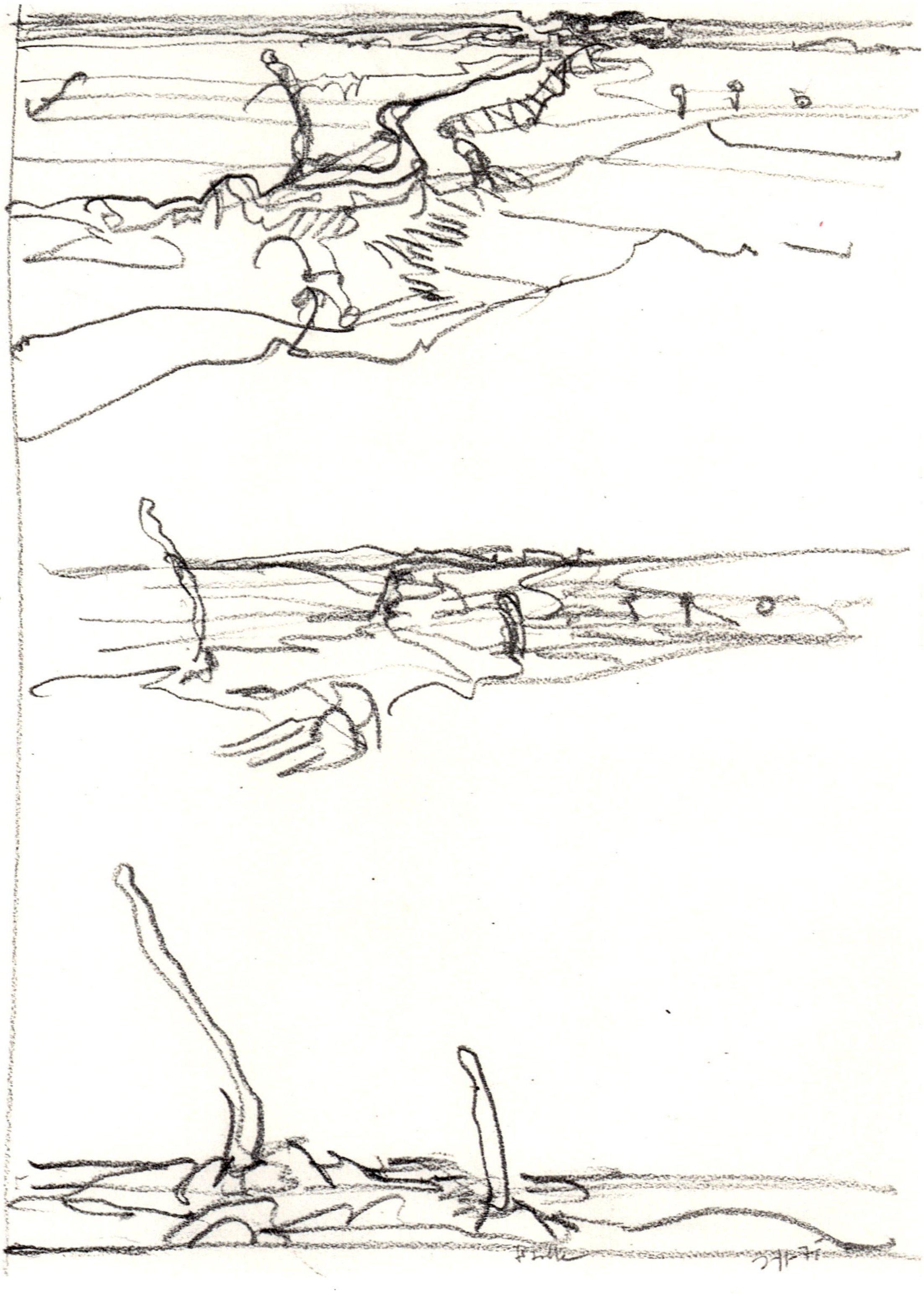

69 *Bleistiftskizze zur Radierung »Landschaft 3 x«*, 2. November 1971

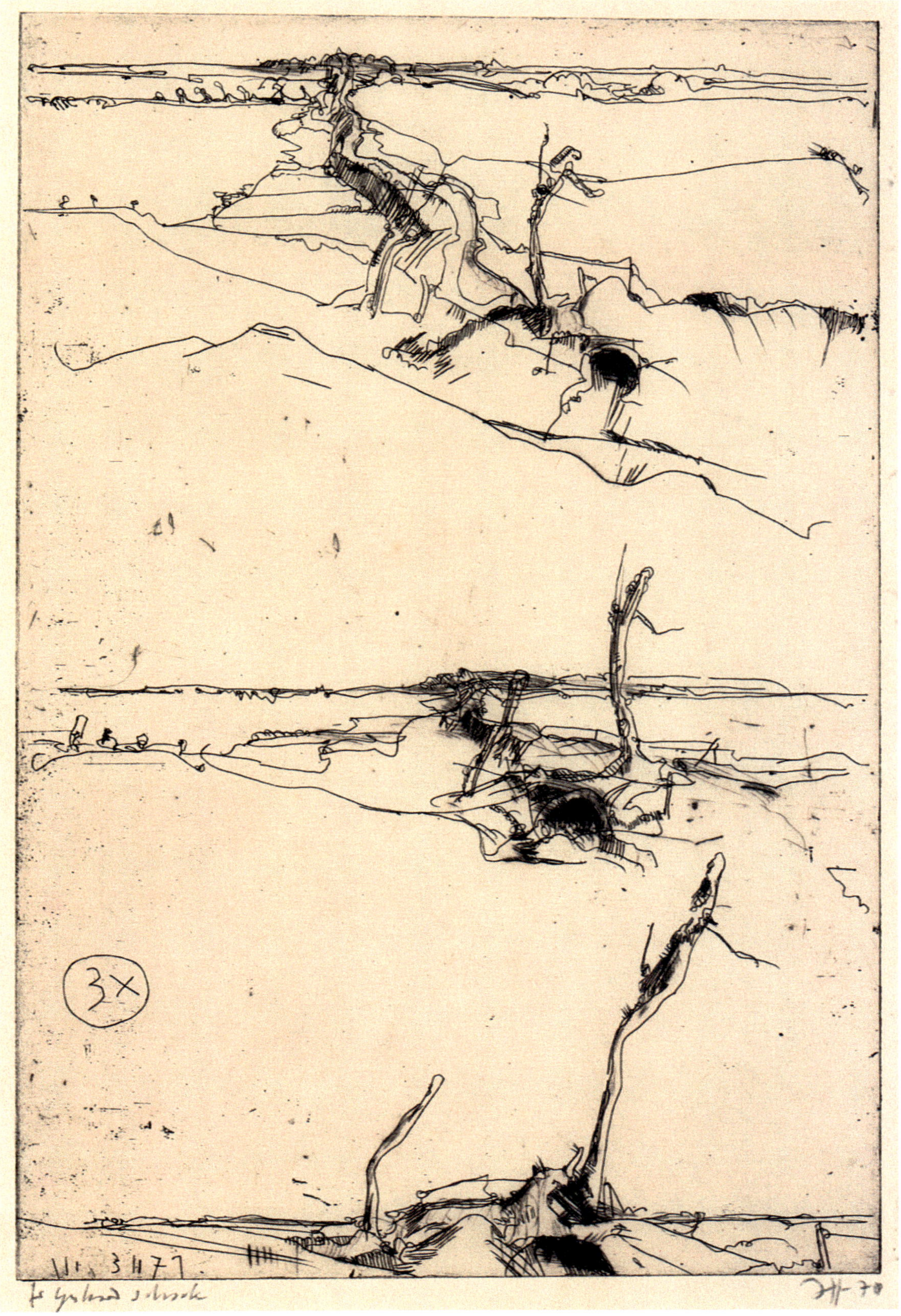

70 *Landschaft 3 x*, 3. November 1971

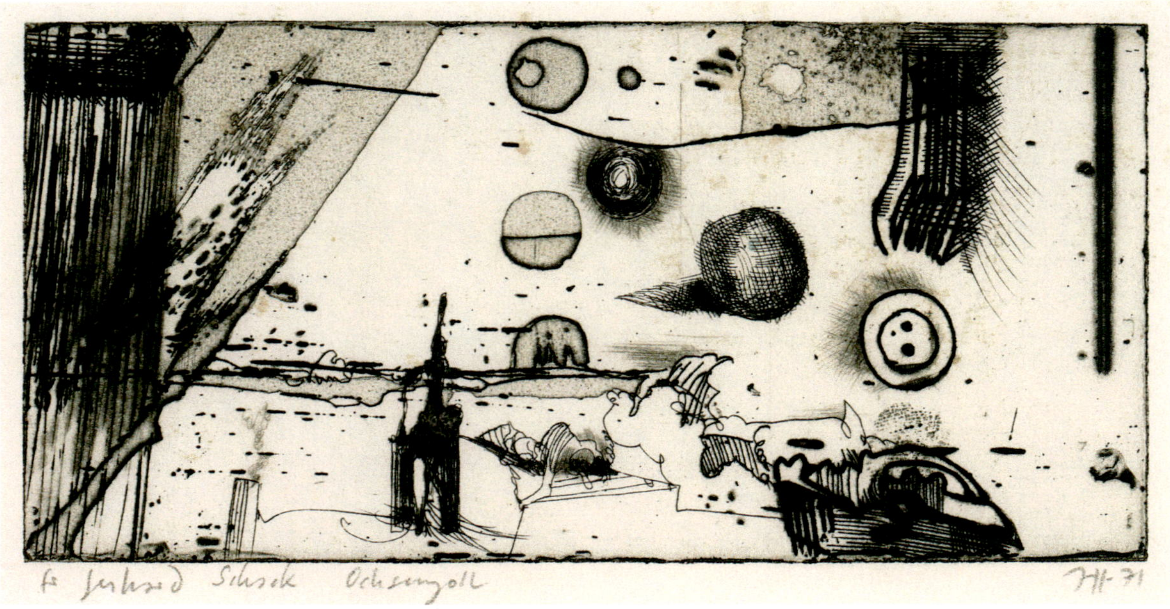

71 *Landschaft in Ochsenzoll*, 11. November 1971

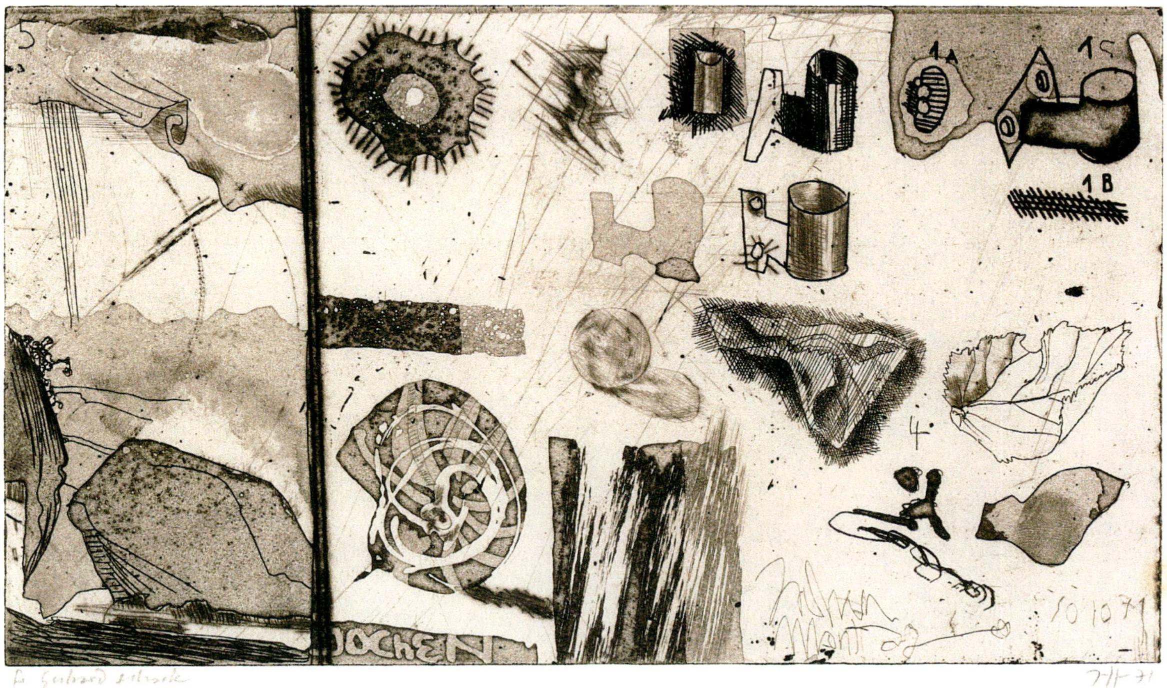

72 *Probeplatte zur Technik der Radierung*, 10. Oktober 1971

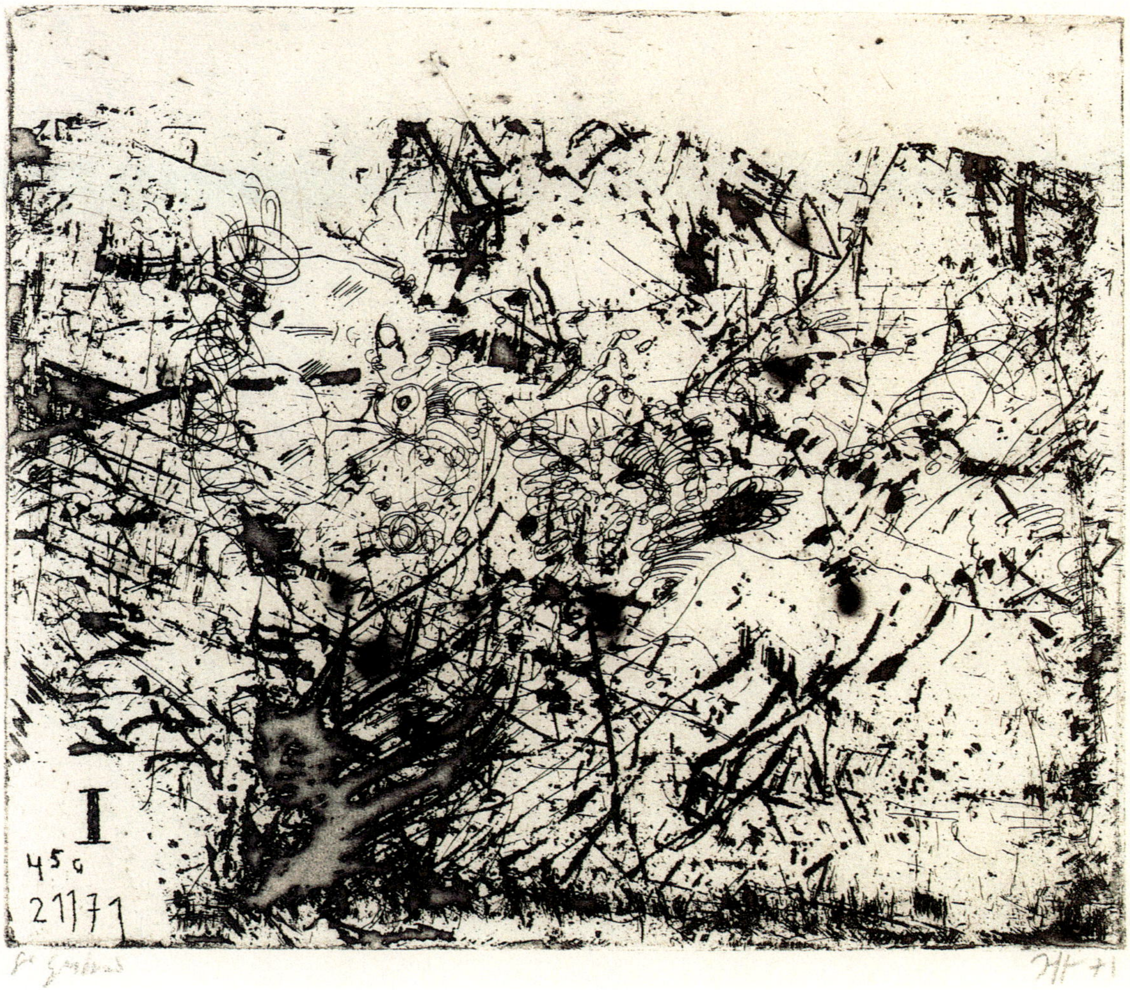

73 *Zerkratzte Platte 1. Zustand*, 2. November 1971

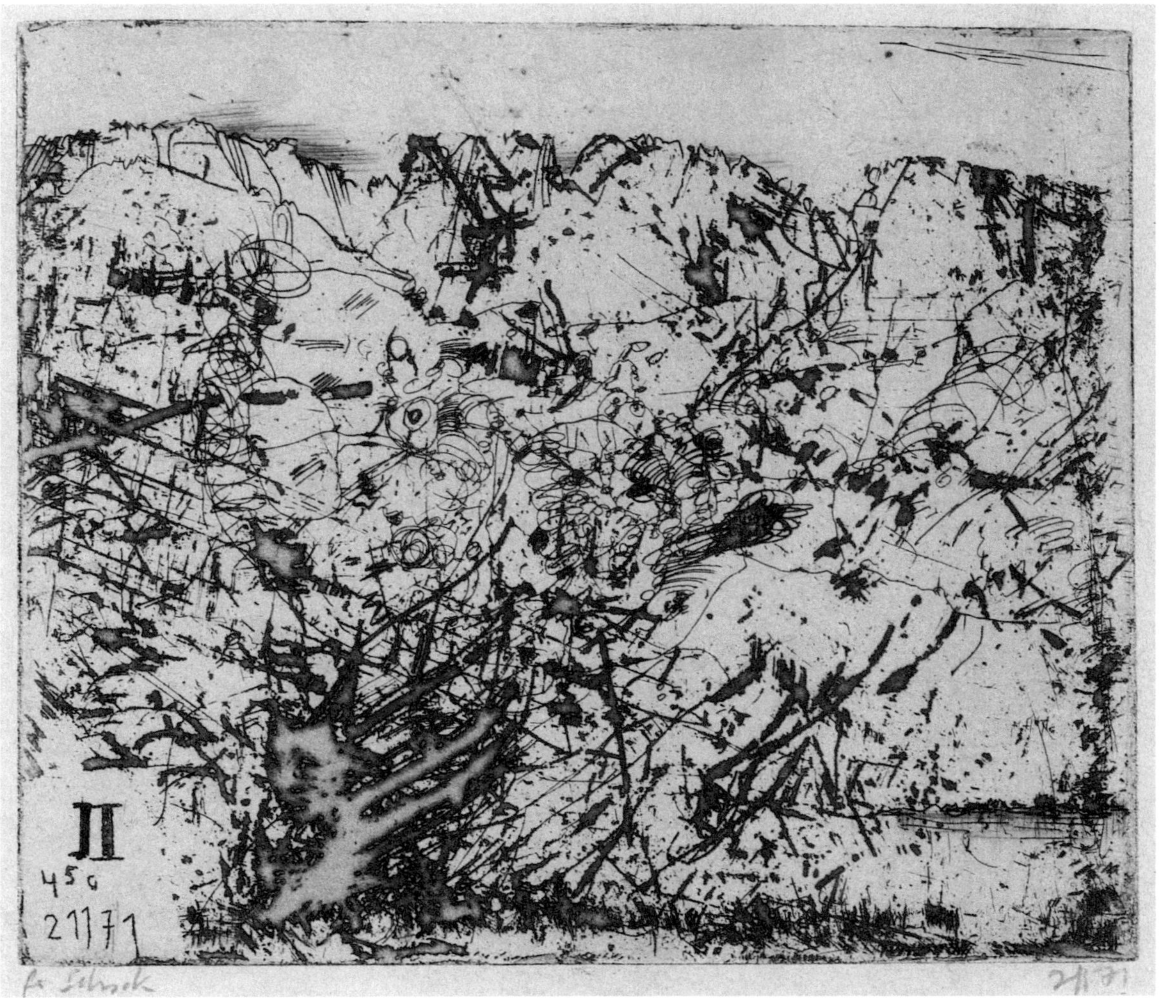

74 *Zerkratzte Platte 2. Zustand*, 11. November 1971

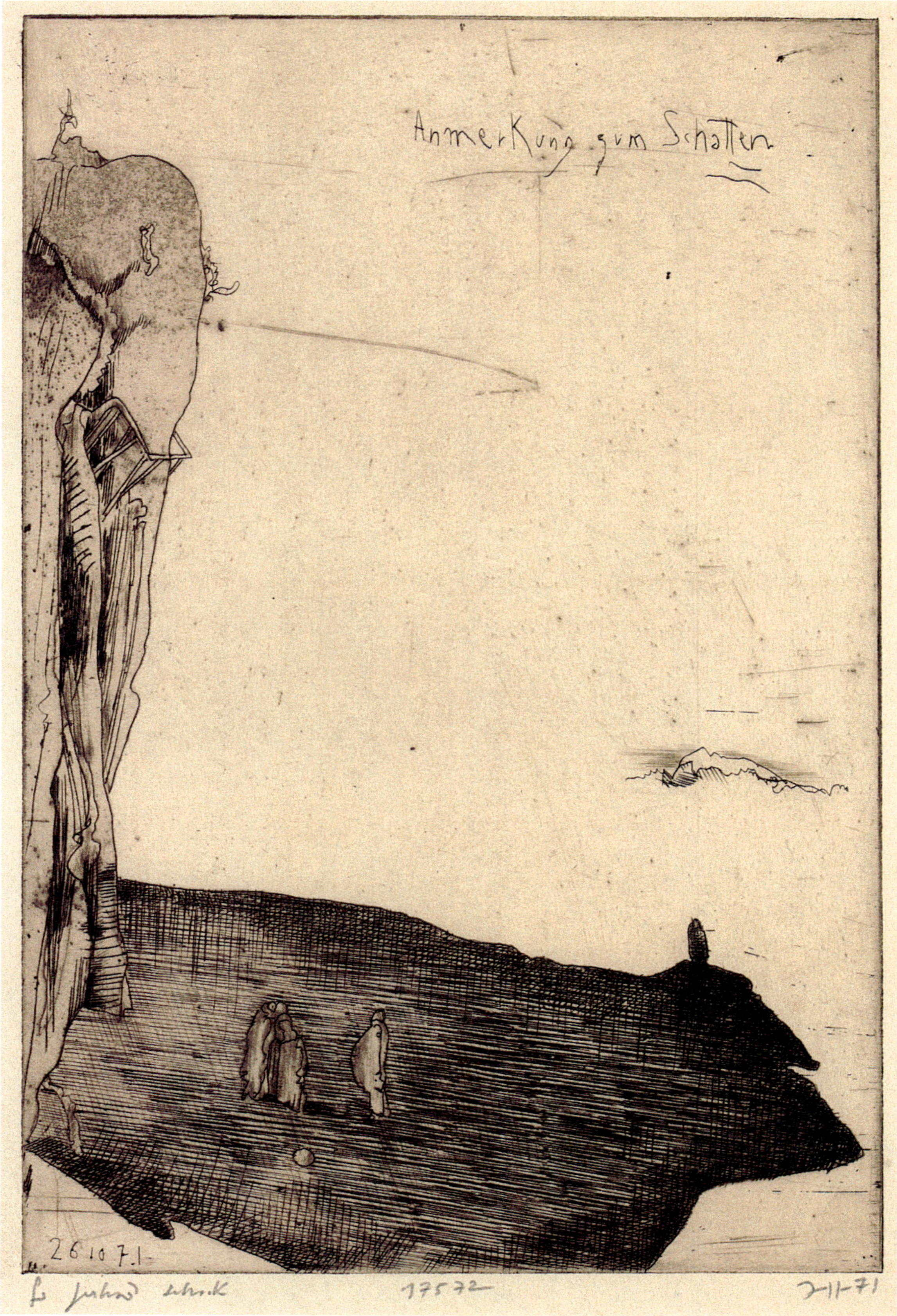

75 *Anmerkung zum Schatten*, 27. Oktober 1971

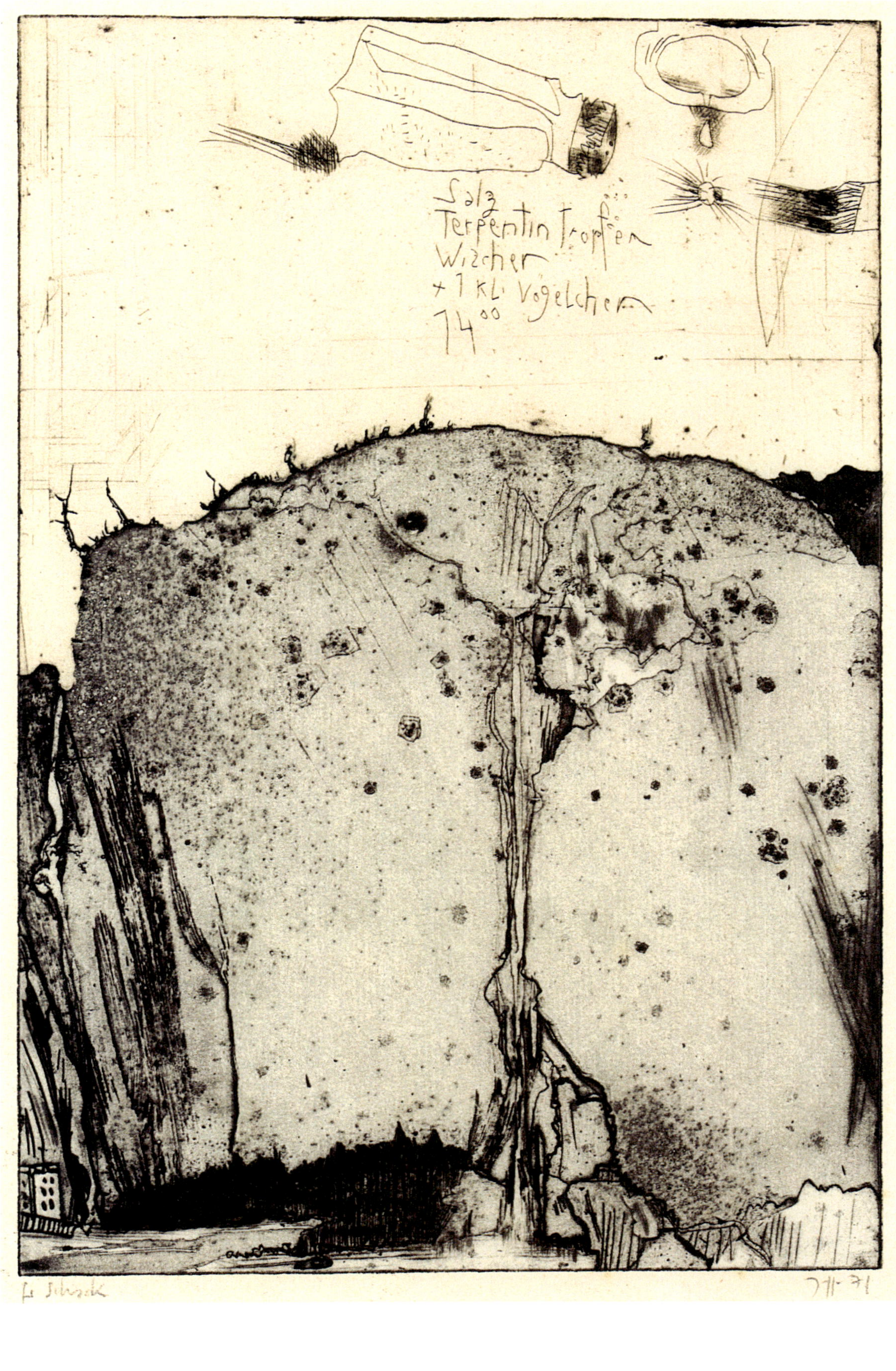

76 *Gebirgslandschaft*, 28. Oktober 1971

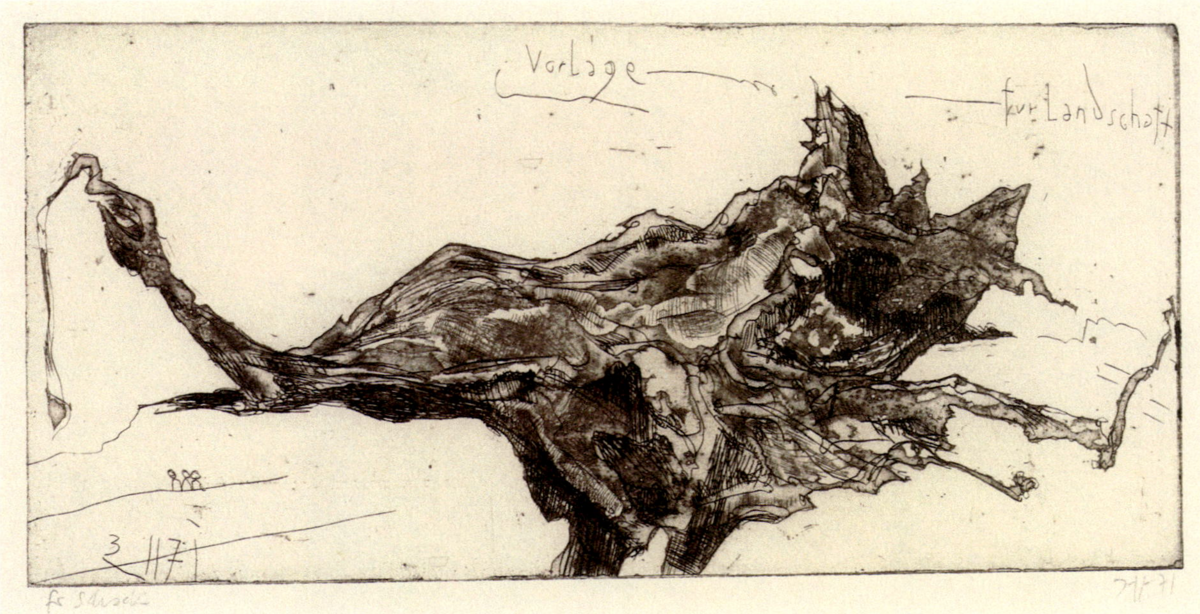

77 *Vorlage für Landschaft*, 2. November 1971

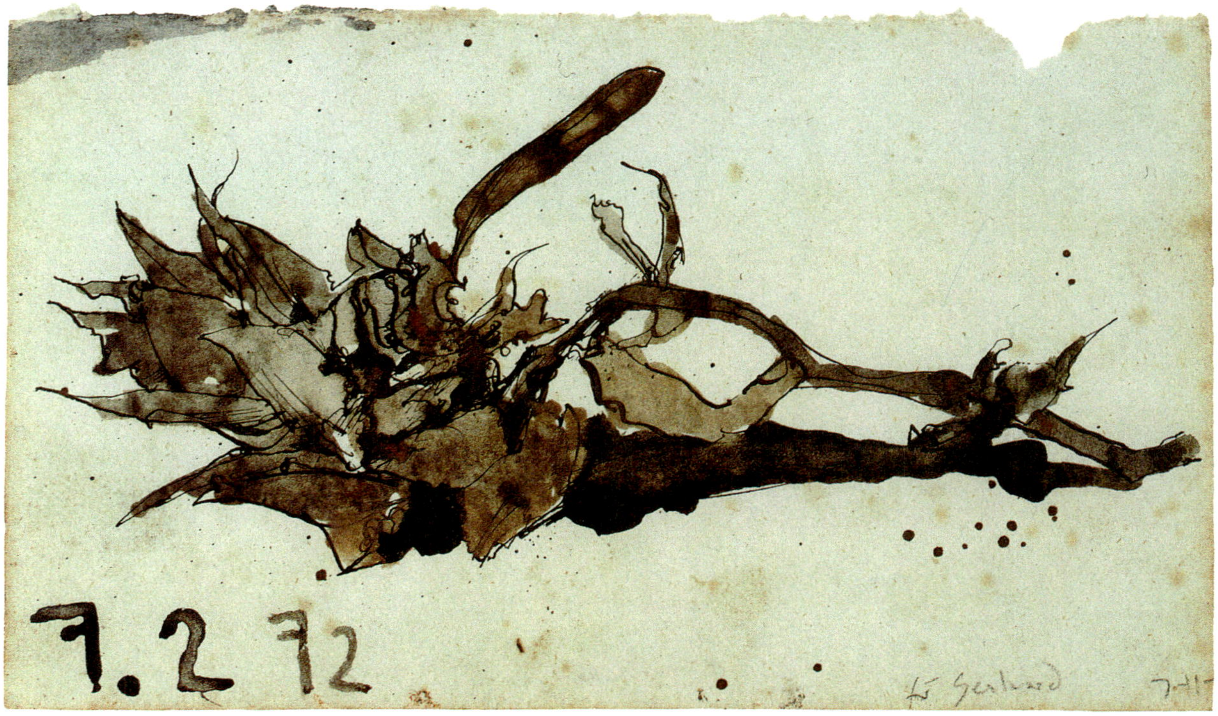

78 *Sepiablüte,* lavierte Federzeichnung, 14. Februar 1971

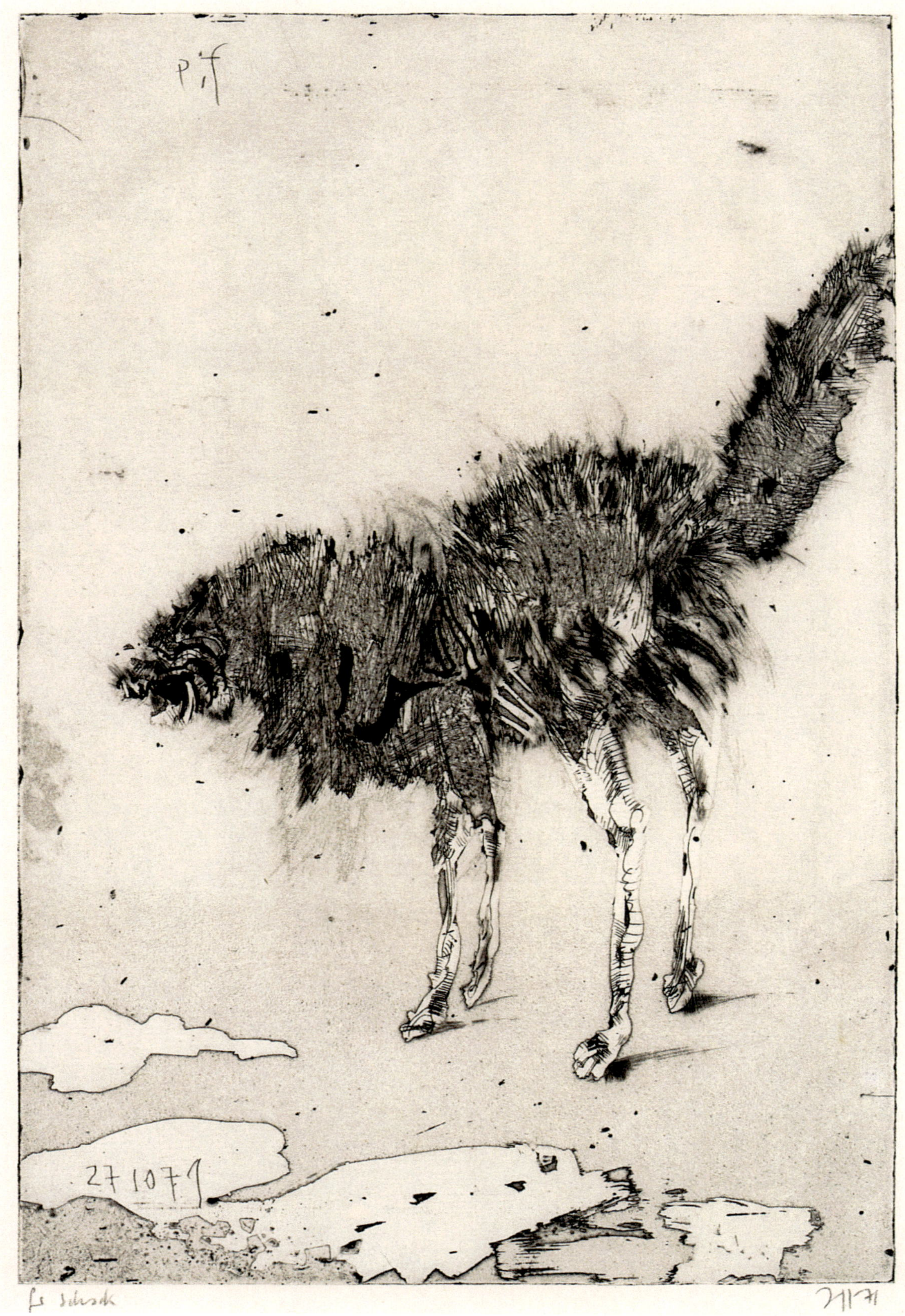

79 *Pif, einen Virtuosen anfletschend*, 28. Oktober 1971

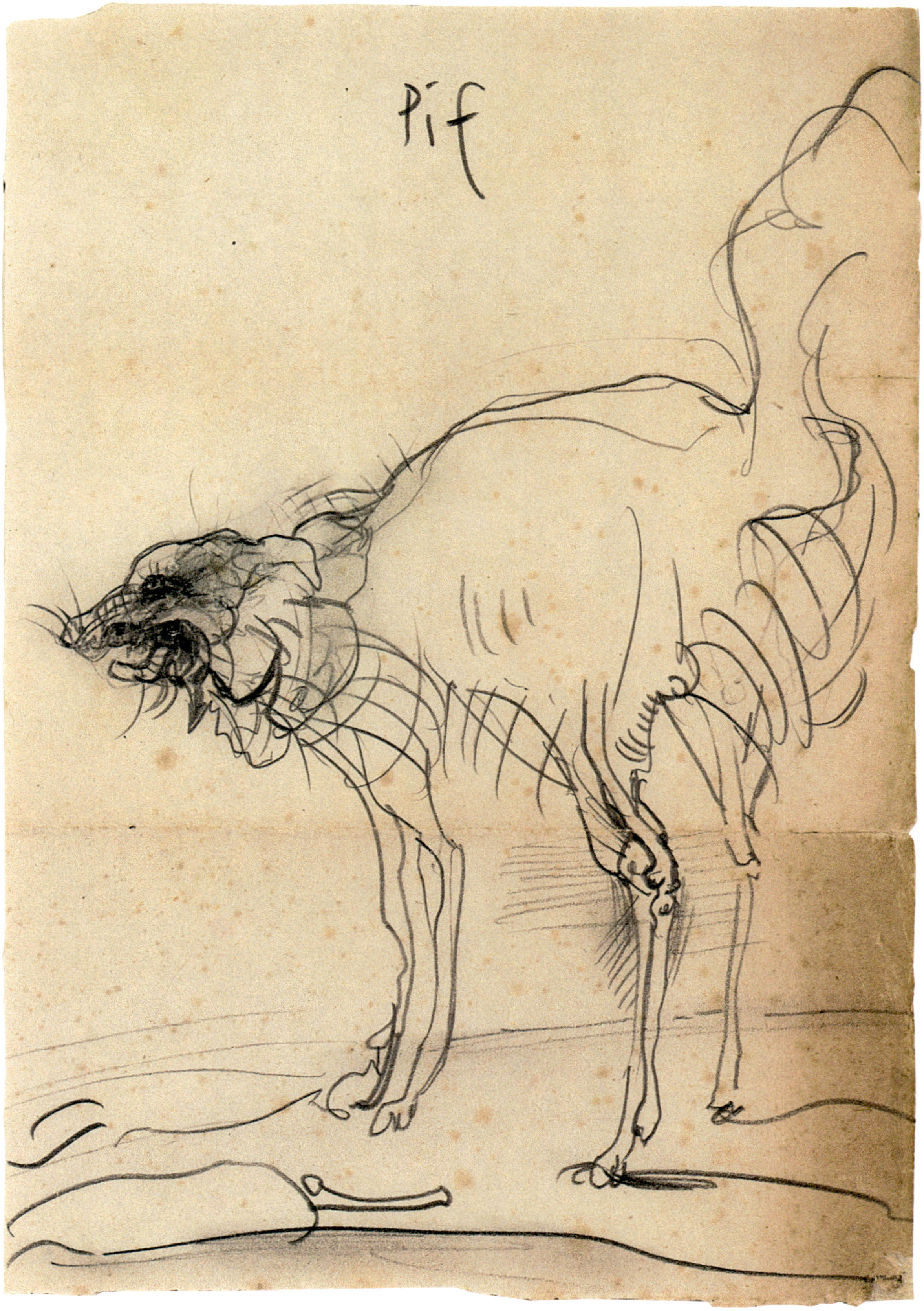

80 *Pif, nachträgliche Vorzeichnung zur Radierung,* Bleistift, 23. Juli 1972

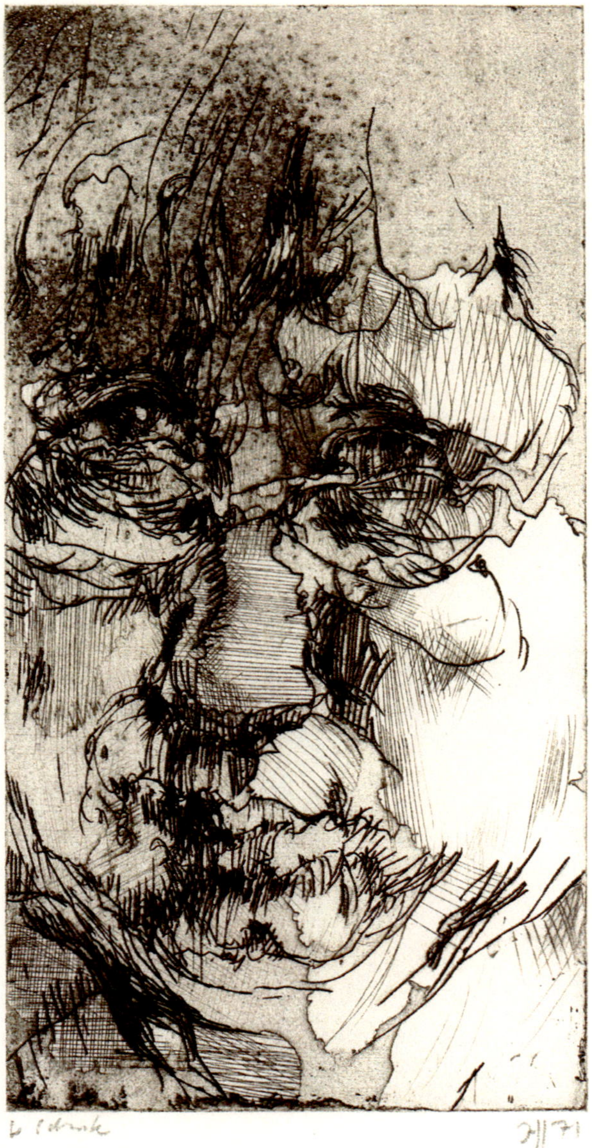

81 *Selbstbildnis*, 1. November 1971

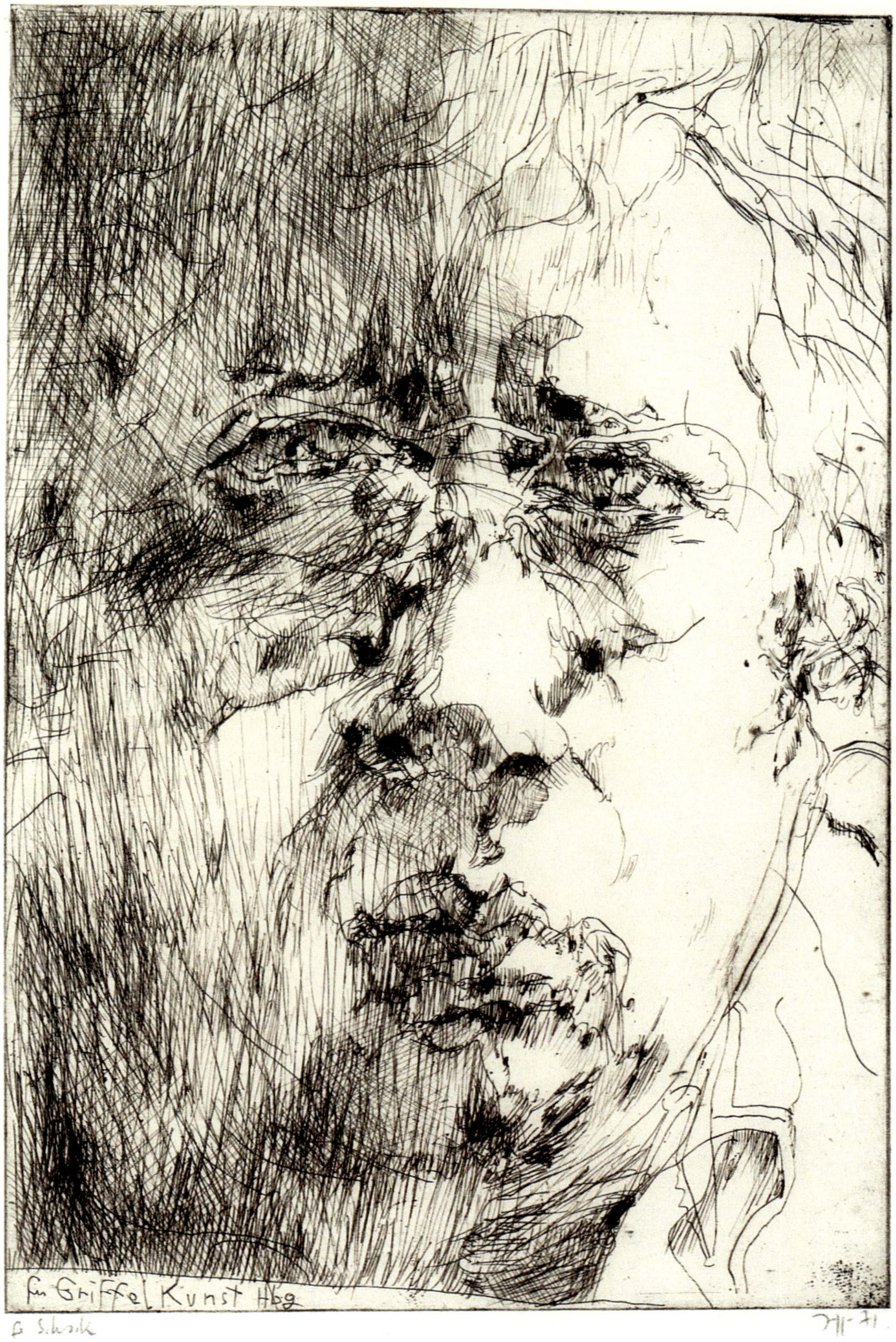

82 *Selbstbildnis für Griffelkunst*, 29. Oktober 1971

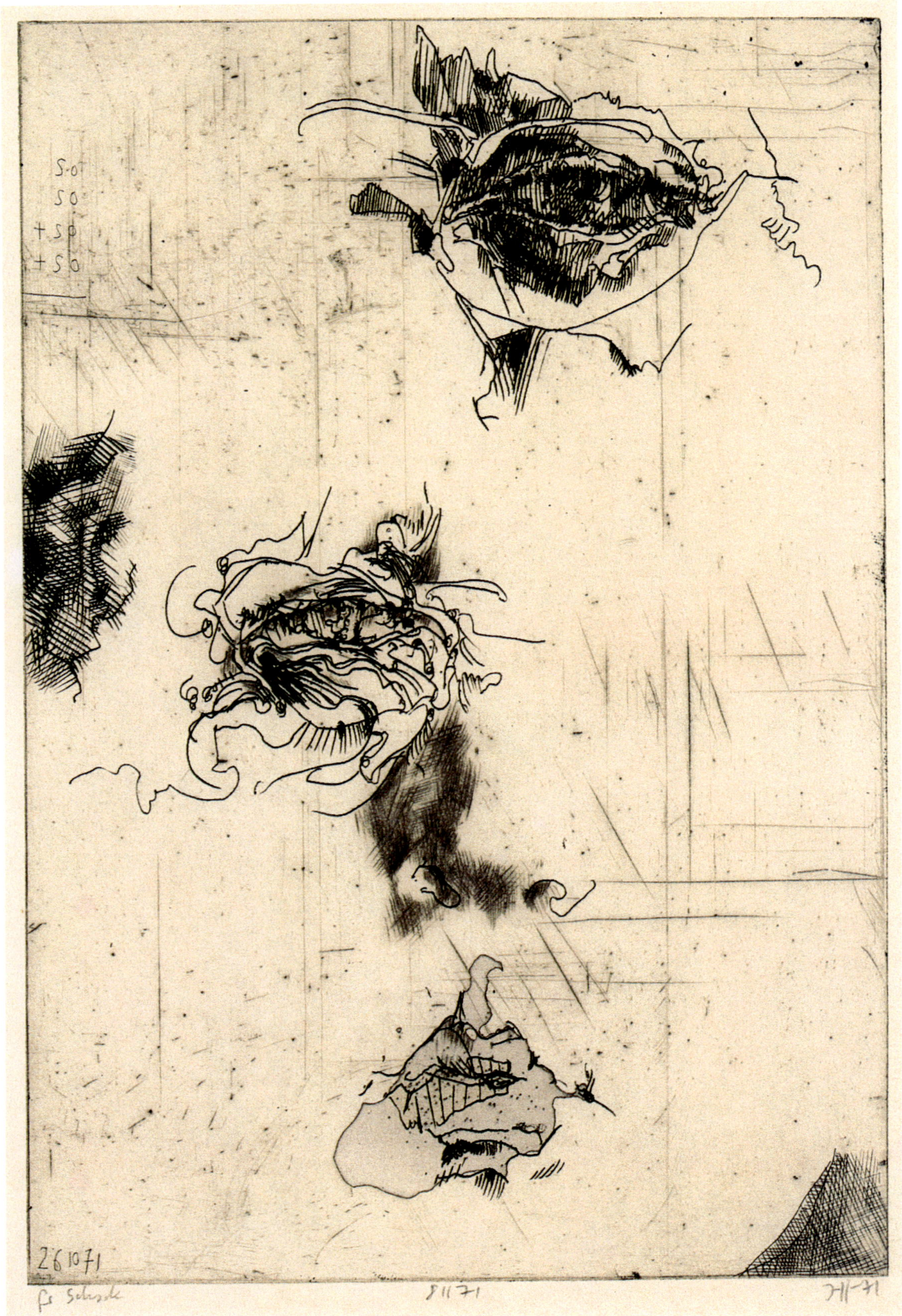

83 *Selbstbildnis zerstreut*, 28. Oktober 1971

NACHWORT DES HERAUSGEBERS

Die ganz neue Erfahrung des Reisens hat für Janssen die Lust Landschaften zu zeichnen, der er seit einigen Jahren viel Raum gibt, noch vermehrt. Ähnlichkeit und Gegensatz zweier Reisen im Sommer 1971 in die Schweiz und durch Norwegen bis zum Nordkap gab diesem Thema neuartige Stimulanz: der Respekt des registrierenden Auges spiegelt sich in der Genauigkeit der »Naturaufnahmen« dieser beiden Reisen. Diese unterwegs gezeichneten Skizzenbuchblätter ergänzen dann den Fundus der Erinnerungen, aus denen die Zuhause am Zeichentisch entstandenen Landschaftserfindungen gespeist sind. Aus den parallelen Erinnerungen norwegischer und alpiner Landschaft hatte das Auge jetzt gleichzeitig genug Nähe und Distanz, um für die eigenen Absichten das gemeinsame Dritte zeichnend zu umspielen.

Am Ende einer in so schneller Folge entstandenen Reihe von Zeichnungen oder Radierungen, wie den 156 Blättern, die zwischen dem 1. Oktober und 14. November 1971 entstanden sind, versteht der Betrachter erst die Schwierigkeiten, irgendwo anzufangen: in der Vorstellung muß so vieles nebeneinander vorbereitet gewesen sein, was dann in der technischen Realisierung eine überlegte Folgerichtigkeit der Äußerung verlangt. Gleichzeitig aber läuft in der Phantasie während solcher Arbeitsprozesse die Assoziationskette von Werk zu Werk mit der Geschwindigkeit umfallender Reihen von Dominosteinen, die hinter sich immer wieder den Blick freigeben auf einen nächsten Spielstein.

Zur Einspielung und Stimulanz einer geplanten Reihe von Gebirgslandschaften, die sich in der Vorstellung um die Reiseerinnerungen aus Norwegen und der Schweiz gruppiert hatten, machte Janssen Anfang Oktober zuerst zwei radierte Kopien nach frühen Landschaftsradierungen von Odilon Redon aus dem Jahre 1865, die ihm in seinen Absichten entgegen kamen. Es schlossen sich Radierungen nach einer Landschaft von I.C. Dahl, nach Hokusai und anderen japanischen und chinesischen Vorbildern an; darunter schon einige Blätter, die später in den Zusammenhang des Radiertraktats aufgenommen worden sind, wie das »Drächelchen« und der »Drache nach Hokusai«. Zum Thema dieser Kopien notierte Janssen einmal: »Ich suche Unterstützung, wo auch ehrlich vorgegangen ist, den Laden aber, wo ich stehle, möchte ich genannt wissen!«

Mit diesen Fingerübungen war der Weg freigemacht für eine großartige Reihe von etwa 40 bis jetzt noch unpublizierten Landschaftsradierungen, deren Folge noch mehrmals unterbrochen wurde durch Radierungen und Zeichnungen nach Paul Gavarni: der Wunsch, den Katalog einer Ausstellung Gavarni mit einer Radierung nach einem Selbstbildnis dieses bedeutenden Zeitgenossen Daumiers finanzieren zu helfen, war dann der Ausgangspunkt für eine großartige Reihe von 12 Zeichnungen und Radierungen nach Lithographien von Paul Gavarni. Aus dieser Einspielung in die figürlichen Arrangements Gavarnis kam in der Folge noch die Anregung für die Figurengruppen der Radierungen zur ›Suite Toninelli‹, die im Anschluß an die Blätter des Traktats entstanden sind.

In solcher Weise war das Terrain vorbereitet, als Janssen die Bitte eines Freundes erfüllte, einmal beim Radieren zusehen zu können: zur Demonstration der verschiedenen Möglichkeiten einer Radierung machte er daraufhin eine Probeplatte mit Beispielen der Ätzung, gestufter Flächenätzung, Schraffur, Kaltnadel und einigen Abdeckverfahren – die ganze Platte ein hübsches Arrangement von allerlei Krümelkram, Knopf, Schnecke, Blatt und kleiner Landschaft. Für den Zusammenhang des Traktats ist dieses Blatt später durch die kleinere Platte der »Landschaft in Ochsenzoll« ersetzt

Dieses Zusammentreffen der technischen Demonstration einer Radierung mit der Einübung in eigene Formulierungen vermittels Kopie war der Anstoß für den Plan des »Traktats über die Radierung«: hier konnte der thematische und technische Umkreis nicht groß genug sein, um die zahlreichen Möglichkeiten der Radierung durchzuspielen. Ohne den sonst in einer Radierfolge sich selbst auferlegten Zwang formaler Homogenität hat Janssen nun einfach »drauflosradiert«. In den 14 Tagen zwischen dem 26. Oktober und dem 10. November entstanden in schneller Folge – gleichzeitig mit noch einer Reihe anderer Blätter – ungefähr 60 Radierungen zur Illustrierung des Traktats, von denen dann später einige aus verschiedenen Gründen nicht in den Zusammenhang dieses Buches aufgenommen wurden.

An die Vorführung des Technischen war dabei von Anfang an natürlich nur im Zusammenhang mit einer Bild-Erfindung gedacht, ebenso wie früher – zum Beispiel in den Notenbüchern Bachs für seine Kinder – das Musikalische und die Technik in einem Unterrichtswerk, nicht getrennt war.

Janssen saß manchmal schon nachts um eins wieder am Arbeitstisch, so daß oft bis zum Mittag 8 oder 10 Platten fertig waren, – darunter Platten, für deren Bearbeitung man nach der Ausführlichkeit der Radiertechnik viele Stunden oder Tage voraussetzen würde. Der Nachmittag war den ergänzenden Flächenätzungen oder der Kaltnadelzeichnung vorbehalten; alles mit einer Umsicht und in einem Zusammenspiel der Arbeiten betrieben, daß die Erfahrungen an einer Platte unmittelbar den benachbarten zugute kamen. Gegen Abend konnten die Platten schon mitgegeben werden zum Drucker, und Harmut Frielinghaus hat oft genug bis weit über Mitternacht die Probedrucke gemacht, damit am nächsten Morgen – gewöhnlich durchs Telefon – Janssen schon Auskunft über die Ergebnisse erhalten konnte. Diese Unterhaltungen über die Probedrucke am Telefon, bevor Janssen die Blätter selber gesehen hatte, haben sich schnell eingebürgert, weil dadurch noch mehreres ins Gespräch und damit ins Bewußtsein des Radierers heraufgezogen wurde. Mittags hatte er dann die Drucke in der Hand, aber für den Botengänger lag schon die Serie der Radierungen des nächsten Tages da, an deren Vollendung er den Nachmittag über zuschauend teilnehmen durfte. Und ein Tag war in diesen Wochen gewöhnlich wie der vorige.

Auf alteingesessenem wie auf quasi exterritorialem Gebiet der Paraphrase oder der Kopie ist in diesen Radierungen zum Traktat ein umfangreiches Gelände abgeschritten. Aus mancher Maske, die unterwegs aufgenommen wurde, sieht das eigene Gesicht deutlicher als mancher aus der eigenen Haut. Der Plan für den ganzen Zusammenhang dieser Radierfolge war von Anfang an so angelegt, daß unterwegs keinem Einfall der Zutritt zu versagen war. Die jedesmal neu zu gewinnende Sicherheit in der Annäherung der technischen Mittel an neu aufkommende Inhalte diente aber vor allen Dingen dazu, immer wieder mit größter Exaktheit den Schwingungsgrad der Vibrationen des Auges zu erzeugen, der – in Abwandlung einer Lichtenberg'schen Formulierung – mühelos Bilder wieder zu Empfindungen macht.

Gerhard Schack, Hamburg 1972

VERZEICHNIS DER FARBTAFELN UND ABBILDUNGEN

Einige Datierungen in den Platten oder auf Zeichnungen stimmen versehentlich oder aus einer Vorliebe für die Ziffernkonstellation nahegelegener Daten nicht mit dem tatsächlichen Entstehungstag überein. Daten auf Zeichnungen gehören oft zur Widmung.

1 *Widmungsblatt: Geburtstagsstrauß für Philip Janssen* 6. Mai 1972
Ätzung, Flächenätzung mit vorsorgenden Lackspritzern und Kaltnadel auf Kupfer 27,9 : 20,8 cm
Ein Enzianstrauß mit einer weit aufgeblühten weißen Tulpe. Links eine angefangene weibliche Gestalt aus dem Zusammenhang der Radierungen für die Suite Toninelli, November 1971.

2 *Kopfweide* 6. Mai 1972
Ätzung und Kaltnadel auf Kupfer 22,2 : 14,7 cm

3 *Kopfweide* 6. Mai 1972
Blei- und Farbstift auf bräunlichem Papier 34 : 23 cm

4 *Selbstbildnis* 23. Juli 1972
Lavierte Federzeichnung 26 : 18 cm
Mit der Aufschrift »Imperativ: radier!«. Diese Zeichnung ist im Gedanken an eine Radierung von Goya entstanden: ›El sueño de la razon produce monstruos – der Traum der Vernunft gebiert Ungeheuer‹ (aus den Caprichos 1797–98 – von Eulen und Fledermäusen umflattert sitzt ein Mann – wohl Goya selbst –, den Kopf in die Arme auf den Tisch gesenkt).

5 *Vorlage zu »Hokusai's Spaziergang«* 22. Juli 1972
Nachträgliche Vorzeichnung zur 1. Fassung.
Lavierte Federzeichnung nach dem Surimono von Hokusai, siehe Nr. 7, 22 : 5,3 cm
Die Aufschrift: H auf H ist eine Anspielung auf die in der Nachbemerkung zum Leporello Subversionen mit überzeichneten chinesischen und japanischen Postkarten zitierten Satz von Friedrich Schlegel: »Auf jeden Himmel läßt sich einer draufsetzen.«

HOKUSAI'S SPAZIERGANG

Ein Holzschnitt von Hokusai hat Janssen über einen langen Zeitraum immer wieder beschäftigt: das Surimono mit einem Drachen, der sich durch die Wellen wälzt. Zunächst entstand eine Reihe von Farbstiftüberzeichnungen auf Reproduktionen dieses Blattes, fünf davon sind in dem Leporello »Subversionen« mit 20 überzeichneten chinesischen und japanischen Postkarten etc. veröffentlicht worden.

Die Kopie und das nachzeichnende Umgestalten hat Janssen immer schon als einen spielerischen Dialog verstanden, in dem es ihm möglich wird, an der Reibungsfläche fremder Formulierungen beim Antworten mit dem Zeichenstift verschwiegenste Eigenschaften, die gleichzeitig Bestandteile seiner selbst spiegeln, abzufragen und sich selbst deutlicher einzuverleiben.

Zum Überzeichnen von Bildern und Postkarten schreibt Janssen im Vorwort zu den »Subversionen« von »dem genüßlichen Vergnügen, eine bestehende Harmonie in leichtfertiger Bosheit zu zerstören. – Ich meine das Weiter- und Überzeichnen bereits vorhandener Bilder; ihre Ordnungen im ersten und zweiten Zuge aufzubrechen, so daß uns in Erinnerung an das Gewesene eine kleine schmerzliche Erregung anfällt, die dann den zerstörerischen Stift im dritten, vierten und fünften Zuge zu neuen Harmonien bewegt.«

Diese behutsame Gewalttätigkeit ist der Schlüssel für die Intimität der Erfahrung, die Janssen an seinem jeweiligen Vorbild macht; kaum ein Gewicht ist so klein, daß es den Maschen der Netzhaut entgeht. Die gewissenhafte Einbeziehung aller Einzelheiten der Vorlage in diese »subversiven« Überlegungen ist darüber hinaus dann noch so etwas, wie wenn man eine Kuh melkt: für den Speicher der Phantasie fällt dabei ein erheblicher Nährwert ab.

Wenn die Zügel der stilistischen Angewohnheiten locker hängen, kann sich im Spiegel der Phantasie manches zeigen, was sonst nicht vorkommt. An dieser Stelle ist Gelegenheit, sich Freiheit zu bewahren. Janssen hat beschrieben, wie sich seine Hand immer wieder unter dem »Diktat des Objektes« in einer Weise bewegt, die ihm selbst bis dahin ganz fremd war. Dies Diktat der Objekte kann von der Umwelt ausgehen, von der Natur, von der Innenwelt des eigenen Selbst oder dem Inventar des »imaginären Museums«. Hier kommen Erfahrungen ins Spiel, wie die mit einer differenzierten Grammatik der malerischen Tradition erreichte Einübung des chinesischen Malers in die unmittelbare Anschauung der Natur »bis die gestaltende Hand gleichsam zu einem Organ des gestalteten Stoffes wird« (Emil Preetorius).

Die Unbefangenheit in der Einbeziehung ostasiatischer Anregungen zur Instrumentierung seines umfangreichen Werkes der letzten beiden Jahre zeigt dabei, wie sehr es sich für Janssen um etwas im Grunde längst Vertrautes handelt. Die Verwandlung des Hokusai'schen Drachenbildes in Radierungen und Zeichnungen ist durchaus auf eigenem Boden gewachsen und es bleibt dieselbe Stimme, die hier eine fremdartige Melodie singt. Sein Einfühlungsvermögen setzt ihn dabei aber auch gleichzeitig instand zu erfinden, was Leute seines Kalibers sonst noch hätten sagen oder machen können. Eine Parodie dieser Möglichkeiten ist das im dritten Kapitel angeschlagene Thema der Kopie ohne Vorlage.

6 *Selbstbildnis in der Manier einer Tuschzeichnung* 26. Oktober 1971
Ätzung und Kaltnadel auf Kupfer 22,2 : 14,8 cm.
Die Zeichnung ist mit einem Kartoffelschälmesser auf die lackierte Kupferplatte gekratzt, um die Erscheinungsweise einer Tuschzeichnung mit den Möglichkeiten einer Radierung wiederzugeben. Die breiten Strichbahnen sind mit der abgerundeten Seite der Klinge gezogen, mit einer Verkantung des Messers zur Spitze sind die Striche an mehreren Stellen schmal weitergeführt. Diese Lineatur ist verhältnismäßig kurz geätzt. Zwischen Augen, Nase und Mund Zeichnung mit der kalten Nadel.

7 *Surimono von Hokusai (1760–1849)*
Farbholzschnitt mit Silber und Blindprägung, Format 19,2 : 17,2 cm.
Ein Drache – Hüter der Schätze in den Meerestiefen – windet sich durch die Wogen. Gedichtaufschrift von Hokomaru: »Am Fuße des Fuji der Nebel, der aufsteigt – wahrhaft die Schönheit von Edo.«

8 *Ein Drache windet sich durch die Wellen* 3. Oktober 1971
Nach dem Surimono von Hokusai, siehe Nr. 7
Ätzung und Flächenätzung mit vorsorgenden Lackspritzern auf Zink 19 : 18,9 cm
Die Grauflächen, an deren Rändern in den Dunkelheiten die mit winzigen Lackspritzern erzeugten weißen Noppen sichtbar sind, waren mit verdünntem Asphaltlack bedeckt. Wenn das als Verdünnungsmittel verwendete Terpentin verdunstet, kann die Säure unregelmäßig durchdringen, und es entstehen diese einer Pinsel-Lavierung ähnlichen Tonflächen.

9 *Hokusai's Spaziergang, verworfene 1. Fassung* 28. Oktober 1971
Nach einem Surimono von Hokusai, siehe Nr. 7
Ätzung, Flächenätzung mit vorsorgenden Lackspritzern auf Kupfer 22,3 : 14,8 cm

10 *Selbstbildnis, auf »Hokusai's Spaziergang«* 11. November I971
Ätzung und Kaltnadel auf Kupfer 22,3 : 14,8 cm
Dieses Selbstbildnis ist, wie Janssen am Ende seines Kapitels über die Herstellung einer Radierung beschreibt, auf die Platte mit dem verworfenen ersten Zustand von »Hokusai's Spaziergang« radiert (Nr. 9).

11 *»Hokusai's Spaziergang«* 22. Juli 1972
Nachträgliche Vorzeichnung für die 1. Fassung der Drachenlandschaft
Bleistiftzeichnung 21,7 : 15,2 cm

12 *Vorlage zu »Hokusai's Spaziergang« 2. Fassung* 22. Juli 1972
Nachträgliche Vorzeichnung, lavierte Federzeichnung 22 : 14,5 cm

13 *»Hokusai's Spaziergang«, 2. Fassung* 31. Oktober 1971
Nach dem Surimono von Hokusai, siehe Nr. 7
Ätzung, Flächenätzung mit vorsorgenden Lackspritzern u. Kaltnadel auf Kupfer 22,1 : 14,8 cm
Die erste Fassung dieser Radierung »Hokusai's Spaziergang« entsprach vor allem deshalb nicht den Vorstellungen des Autors, weil neben den Dingen, die Janssen gegen Ende des zweiten Kapitels beschreibt, der Kontrast zwischen Drachenleib und Felswand zu gering ist und dennoch das spezifische Gewicht beider Motive zu stark unterschieden. Die Selbstverständlichkeit, mit der auf vielen bedeutenden chinesischen und japanischen Bildern dieselbe Substanz, wie zum Beispiel das Wasser des Meeres, in zwei verschwisterten Verkörperungen, als Drachenklaue etwa und als stilisierte Welle wie auf dem Surimono von Hokusai nebeneinander auftritt, gehörte zu den Stimulanzen dieser Radierung; erst in der zweiten Fassung ist dieser Ton mit überzeugender Selbstverständlichkeit angeschlagen:
Drachenleib und Felsstruktur sind noch näher aneinander geführt und gleichzeitig viel sicherer unterschieden, die Felswand – die jetzt nach rechts den ersehnten Blick übers Land freigibt – ist in große

Brocken aufgelöst, die über dem Kopf und Schwanz des in den Berg eingebetteten Drachen erscheinen wie Spielbälle in einem Augenblick des Drachenspiels, Zeit genug aber, um Brücken darüber zu schlagen und einen Weg auf den Aussichtspunkt zu machen.
Ein wichtiges Motiv für die Einbeziehung der hellen Himmelsfläche in den Zusammenhang der Zeichnung war die schüttere Baumsilhouette der ersten Fassung. An dies Motiv knüpfte sich im zweiten Zustand die Assoziation der Konturen aneinanderstoßender Wolken. So wird die helle Fläche über dem Bergzug unter der Hand zu einem bewölkten Himmel uminterpretiert, der an dieser Stelle aufreißt: dabei tauschen die Helligkeit und das Dunkel ihre Erscheinungsweise aus.

14 *1 Fall für Drachen* 14. August 1972
Nach dem Drachen-Surimono von Hokusai
Federzeichnung, mit leichter Lavierung 20,2 : 13,5 cm

15 *Schemen.* 14. August 1972
Nach dem Drachen-Surimono von Hokusai
Ätzung und Flächenätzung auf Zink 20,2 : 12,7 cm

16 *Drachenweide am Wasserfall* 16. August 1972
Detailstudie des Drachenkopfes für die Radierung
Bleistiftzeichnung 20 : 13,5 cm

17 *Drachenweide am Wasserfall* 16. August 1972
Ätzung einer reinen Strichzeichnung auf Zink 20 : 12,9 cm

18 *Nadelweg – zu Hokusai's Drachen* 14. August 1972
Ätzung auf Kupfer 19,8 : 13 cm
Die von Jens Cords 1972 gedruckte Auflage dieser Radierung vom 14. August 1972 steht für die Vorzugsausgabe der neuen Edition von »HOKUSAI'S SPAZIERGANG« in 30 damals von Janssen signierten und numerierten Exemplaren zur Verfügung.

19 *Linie – zu Hokusai's Drachen* 15. August 1972
Federzeichnung 19,3 : 13,4 cm

zu 20 *Bleistiftskizze zur »Quelle«*, 18,2 : 13,9 cm 28. Oktober 1971

20 *Die Quelle,* 29./30. Oktober 1971
Gebirgslandschaft mit einem Wasserfall
Ätzung, Flächenätzung und Kaltnadel auf Kupfer 22,2 : 14,8 cm
Diese Landschaft, die sich um ausgewaschene Erosionsformationen kristallisiert, steht im Zusammenhang mit zwei chinesischen Gebirgslandschaften, die Janssen im vorigen Jahr einmal gesehen hat. Sie gehören zu einem Typus chinesischer Landschaft, auf denen durch die in Ewigkeiten vom Wasser ausgefressenen Felsbarrieren Wasserfälle, die von Wolkenstreifen gespeist werden, herabfliegen – widerstandslos wie Schmelzwasser vom Eis.
Die geätzten Grauflächen der Radierung um die Zeichnung des Felseinbruchs herum sind im Kontrast zur minutiösen Struktur der Mitte flächig behandelt und mit geringer Abstufung nur wenig voneinander unterschieden: in nah aneinander gedrängten scheibenhaften Kulissen hinterfangen sie die Zeichnung.

21 *Der Einsiedler Jittoku* 27. Oktober 1971

Ätzung, Flächenätzung und Kaltnadel auf Kupfer 22,3 : 14,7 cm

Rechts unten – andersherum – die Spuren des angefangenen Kopfes von einem Porträt.

Jittoku (chinesisch: Shih-te) wird in China und Japan gewöhnlich mit seinem Freund und Wandergefährten Kanzan (chinesisch: Han-shan) dargestellt. Sie lebten vermutlich im 9. Jahrhundert und gehören in Ostasien zu den Vorbildern des unsterblichen, freien und schöpferischen Geistes. Zahlreiche Darstellungen dieser beiden gibt es im Werk der Zen-Maler. Janssens Radierung bezieht sich auf ein Bild des japanischen Malers Shohaku (1738–1795): Jittoku redend, im Profil, mit einem Besen in der linken Hand. Erinnerungen an den ›Koloß‹, von Goya spielen mit hinein, besonders wohl in der Fassung des Gemäldes (um 1808–12) im Prado. Sie erscheinen in dieser Radierung durch die Verbindung mit der japanischen Anregung in die Variante einer einsiedlerisch in sich gekehrten Monumentalität verwandelt. Die gleichzeitige Entrückung und die Verbindung der Gestalt des Einsiedlers mit der Landschaft mag eine Antwort auf die Erscheinung des Goya'schen Giganten hinter dem flachen Bergrücken sein: auf der Radierung steht der Einsiedler – durch den Betrachter hindurch ein fernes Ziel fixierend – gleichzeitig in dem Wasser, das er trockenen Fußes vor sich herschiebt.

Die Pinselführung des japanischen Vorbildes ist in der Behandlung des Gewandes aufgegriffen: die in der Art einer Lackmalerei mit Asphaltlack, auf die Platte gesetzten Pinselzüge erscheinen dabei jetzt als helle Negativformen, weil die Säure an diesen Stellen die Platte nicht erreicht hat. Ringsherum sind gestufte Flächenätzungen durch verdünnten Asphaltlack hindurch und mit vorsorgenden Lackspritzern angewendet; außerdem Kaltnadel im Gesicht, um die Hand herum und über dem Horizont.

NOTIZEN ZUR LANDSCHAFT

Die gezeichnete und radierte Landschaft nimmt im Werk Janssens seit einigen Jahren einen immer bedeutenderen Raum ein. Das Thema ist für ihn aber nicht neu. Nur war unter dem Aufsehen, das seine figürlichen Erfindungen und Selbstbildnisse gemacht haben, dieses verschwiegenere Kapitel sehr lange verborgen. Wir erinnern zum Beispiel an die schönen Radierungen »Landschaft mit dem Regenbogen« von 1962 und die »Landschaft mit dem Jäger« von 1964. Vielleicht erschienen ihm aber auch jahrelang die Erfahrungen mit sich selber und der Natur noch nicht verdichtet und gefiltert genug, um aus der unbefangenen Identität seiner eigenen graphischen Mittel mit den assimilierten Lösungen bewunderter Vorbilder in der Landschaft ganz aus dem Vollen schöpfen zu können. Die zweite Fassung der Felslandschaft mit dem Wasserfall »Hokusai's Spaziergang« (Abb. 13) gehört zu den deutlichsten Beispielen dieser erreichten Souveränität, ebenso die nur in horizontalen Strichlagen gegebene kleine Landschaft mit der im Licht flimmernden ruhig-bewegten Wasserfläche (Abb. 27).

Diese Spiegelungen nach innen und nach außen sind im Umkreis dieses Traktats über die Radierung mit besonderer Deutlichkeit dem Pol europäischer und ostasiatischer Vorbilder zugewendet, eine Reihe der Blätter ist gleichsam auf exterritorialem Gebiet entstanden.

Alle Landschaften, die hier im Zusammenhang mit dem Kapitel über das Zeichnen nach der Natur abgebildet werden, sind aus der Erinnerung an Gesehenes Zuhause am Arbeitstisch entstanden. Die Spanne dieser Formulierungen reicht von dem gezeichneten Landschafts-Selbstbildnis mit den Perlen bis zur Radierung aus dem nebligen Nachbarsgarten in Blankenese. Janssen hat also nichts davon unmittelbar nach der Natur gezeichnet. Diesem Widerspruch sollte man in Gesellschaft der Bilder nachdenken, um die Möglichkeiten seiner bildnerischen Phantasie besonders in der Verschwisterung des eigenen Auges mit den Formulierungen seiner »Hintermänner« und »Vorzeichner«, von denen er im ersten Kapitel spricht besser zu verstehen. Die Notiz Lichtenbergs gehört in diesen Zusammenhang: »Man muß viel selbst beobachtet haben, um die Beobachtungen anderer so gebrauchen zu können, als wenn es eigene wären, sonst liest man sie nur und sie gehen ins Gedächtnis ohne sich mit dem Blut zu vermischen.«

Aus der ersten Fassung von Janssens Kapitel über das Zeichnen nach der Natur stammt diese Bemerkung: »... die Landschaft ist mir ein panisches Erlebnis, und ich bin genüßlich und habe gar keine Angst mehr um die Binsenweisheiten, die meine Seele füllen, wenn ich im Schilf sitze und vor mich hinzeichne, während die Halme um mich herum die Bewegungen des Schwalbenfluges über mir in sanfterer Bewegung nachmachen. Die erfrischenden Binsenwahrheiten lassen sich am Arbeitstisch in ruhiger Erinnerung gut sublimieren. Besonders vermittels der Radierung, die mit ihren Höhen und Tiefen, Rillen, Ritzen und Noppen vergleichsweise eine kleine Landschaft ist.« – Der Hinweis auf die Ähnlichkeit der Bewegungen im Schwalbenflug und im Schilf deutet auf die Möglichkeiten einer Rede in Analogien. Eines der heftigsten Argumente Janssens gegen eine eigene mißglückte und verworfene Landschaftszeichnung mit Kartoffelfeuern unter großen, träge geschobenen Wolkentürmen war vor einigen Tagen dies: »Keine Wolke ist ein Tier!«

Im Vorwort zum Band mit den Abbildungen seiner 1970 enstandenen Landschaftsradierungen im Propyläen-Verlag zitiert Janssen den erfundenen Satz: »Es ist unmöglich, eine Landschaft zu zeichnen.« Die Beschreibung des Umkreises, aus dem die Stimulanz zum Landschaftern kommt, ist das Thema dieser Aufzeichnungen. Es heißt da weiter: »Wir sitzen mit dem Gesicht zur ankommenden Nacht. Und nun ist es still. Pans Augenblicke greifen aus dem letzten Loch, das der Tag noch offengelassen hat, nach unseren Nacken. Ein Titan kitzelt uns, als bettelte er darum bemerkt zu werden. Tiefe Dämmerung hüllt meine geliebten Gegensätze ein, und dies endlich wäre der Zeitpunkt für den Zeichner, ein Landschaftsselbstporträt zu machen. Aber nichts davon. Der alte Kuo Hsi empfiehlt dem Landschaftszeichner für seine Arbeit einen leeren großen und weißgetünchten Raum mit guter Lüftung. Und in einem solchen Raum hab ich gesessen und das Mögliche notiert auf dem Weg zum Unmöglichen.«

22 *Meerlandschaft – Selbstbildnis* 7. März 1971

Aus den Schaumkronen überschlagender Wellen lösen sich Perlen, die zum Meeresgrund herabsinken.

Blei- und Farbstift 17,5 : 23 cm

Diese Zeichnung bezieht sich auf ein langes Telefongespräch über die Perle in der chinesischen und japanischen Überlieferung: sie gilt als Quintessenz der Dunkelheit, Symbol des Yin, dem Mond verglichen, und sie erscheint als das »lichte Prinzip im Dunkel«, wie es im »Li Gi« – den konfuzianischen Aufzeichnungen über Kultur und Religion des alten China – heißt. Von der Schildkröte oder einem Drachen aus dem Meer heraufgebracht, erscheint die Perle auf zahlreichen Bildern in der chinesischen und japanischen Malerei. Im sogenannten »Perlenlied – des Apostels Judas Thomas im Lande der Inder«, das in den Thomas-Akten (108–113) überliefert ist, erscheinen Spuren dieser chinesischen Vorstellungen in der frühen Gnosis. Etc.

Der Knittelvers »Ringel, rangel Wogenrunde, im Grunde ist alles Perle« spielt an auf eine Eintragung in ein altes Poesie-Album: »Bewegt ist wohl der Wellen Runde, doch die Perle liegt am Grunde. – Dies wünscht Dir Deine treue Freundin ...«

Die Zeichnung ist in einer dreiviertel Stunde zwischen der Beendigung dieser Unterhaltung und dem Frühstück gemacht.

23 *Frost* 28. Oktober 1971

Ätzung, Flächenätzung und Kaltnadel auf Kupfer 22,3 : 14,8 cm

Die hellen Pinselbahnen im ausgesparten Rechteck vor dem Himmel sind, ähnlich wie auf dem Gewand des »Jittoku«, mit Asphaltlack auf die Platte gemalt: dort bleibt die Platte von der Säure unberührt und der Druck weiß. Ringsherum gestufte Flächenätzung.

24 *Riff* 1. November 1971

Ätzung, Flächenätzung und Kaltnadel auf Kupfer 20,8 : 14,8 cm

Die überschlagenden Schaumkronen sind mit Asphaltlack auf die Kupferplatte gemalt, so daß diese schwarze Zeichnung auf der polierten Platte als Negativ der gewünschten Wirkung stand, im Druck erscheinen diese Flächen weiß. In diese Lackmalerei ist dann mit der Radiernadel hineingezeichnet: nach dem Ätzen ergibt diese Lineatur die schwarze Zeichnung der Schraffuren im gischtenden Wasser.

25 *Kleines Riff* 31. Oktober 1971

Ätzung, Flächenätzung und Kaltnadel auf Kupfer 7,3 : 14,8 cm

In gleicher Technik wie das vorige Blatt hergestellt.

26 *Der Kullen* 30. Oktober 1971

Die Spitze der felsigen Halbinsel westlich von Hälsingborg in Schweden

Ätzung, Flächenätzung und Kaltnadel auf Kupfer 10,3 : 10,8 cm

27 *Landschaft: Übung für Anfänger* 28. Oktober 1971

Ätzung einer reinen Strichzeichnung auf Kupfer 6 : 13,8 cm

Eine nur leicht bewegte Wasserfläche mit der flimmernden Spiegelung eines hellen Himmels ist das Motiv dieses Blattes. Auf die fast ausschließliche Beschränkung auf die horizontalen Strichlagen der Zeichnung bezieht sich der Titel der Radierung: Übung für Anfänger.

28 *Wald in Finnmarken* 1. November 1971

Ätzung, Flächenätzung und Kaltnadel auf Kupfer 7,5 : 14,8 cm

29 *Kleiner Felsen* 30. Oktober 1971

Ätzung und Kaltnadel auf Kupfer 10,8 : 10,4 cm

Ein Hommage an den spröden drahtigen Strich der Inkunabeln des Kupferstichs aus der Mitte des 15. Jahrhunderts – zum Beispiel vom Meister der Nürnerger Passion, der Liebesgärten oder der Spielkarten – wie er im Kupferstichwerk von Schongauer, Meister E.S. oder Lukas van Leyden nachklingt.

In der Radierung des »großen Felsen« mit Bergwiesen und Wasserfällen ist dasselbe Motiv noch einmal in malerischen hell-dunkel Kontrasten aufgegriffen.

30 *Großer Felsen* 3. November I971

Ätzung, Flächenätzung und Kaltnadel auf Kupfer 20,6 : 14,8 cm

31 *Halbe Walnuß* 4. November 1971

Ätzung, Flächenätzung und Kaltnadel auf Kupfer 3,9 : 6,5 cm

Janssen schrieb zu diesem Blatt: »Diese halbe Walnußschale – ein Ausbund abenteuerlicher Architektur. Ein Colosseum in Meryon'scher Spielart. Ich werde sie zu einer kleinen Landschaft ausspannen, werde eine Art Baugerüst drumherumstellen, allerlei Schatten drumherum ausbreiten, damit die Wolken erklärt sind, die ich mir nicht versagen möchte. Nein, bitte nein: nicht surrealistisch, auch nicht ein phantastischer Realismus: es muß so aussehen wie's aussehen würde draußen bei Wittenbergen.«

32 *Vorlage für ein Wolkenbild bei Wittenbergen* 14. August 1972

»Halbe Walnuß«. Lavierte Federzeichnung 8,4 : 14,4 cm

33 *Vorzeichnung zur Radierung »Bäume im Gegenlicht«* 30. Oktober 1971
Bleistift 19,5 : 14,5 cm
Beispiel einer Bleistiftvorzeichnung, auf der nur die großen Massen der Komposition gegliedert sind: alle Detailzeichnung bleibt der Erfindung auf der Platte vorbehalten.

34 *Bäume im Gegenlicht* 31. Oktober 1971
Ätzung, Flächenätzung und Kaltnadel auf Kupfer 20,7 : 14,8 cm
Dieses Blatt steht am Anfang einer Reihe von gezeichneten und radierten Variationen zum Thema einer Baumgruppe im Gegenlicht. In die Zeichnung des von leichten Winden gefächelten Laubwerks mischen sich Erinnerungen an die Blätter aus dem Park der Villa d'Este von Fragonard, an Landschaften von Watteau, vielleicht spielen auch schon Gedanken an Claude Lorrain mit hinein.
Der Kulminationspunkt des Lichtes in dieser Radierung liegt in der dem Auge des Betrachters besonders nahen Helligkeit links unter dem ausladenden Geäst, dem gegenständlichen Motiv nach ist das aber gleichzeitig ein Durchblick durch aufreißende Wolken über eine weit entfernte Wasserfläche.

35 *Landschaft: Baumgruppe im Gegenlicht* 8. Januar 1972
Blei- und Farbstift auf altem zerfressenem Papier 20,2 : 23,5 cm

36 *Kastanienwald »Bäume im Gegenlicht«* 1. November 1971
Ätzung, Flächenätzung und Kaltnadel auf Kupfer 7,5 : 14,8 cm

37 *Kastanienwald: nachträgliche Vorzeichnung* 14. August 1972
Federzeichnung 9,6 : 16,3 cm

38 *Vorzeichnung für die folgende Radierung »Allee«* 10. November 1971
Bleistift 11,5 : 14 cm

39 *Die Allee: »Hommage à Hobbema«* 11. November 1971
Ätzung, Flächenätzung und Kaltnadel auf Kupfer 10,3 : 10,8 cm
Der Himmel dieser Landschaft ist in horizontalen Parallel-Schraffuren mit der Radiernadel auf die lackierte Kupferplatte gezeichnet. Der Asphaltlack auf dieser Platte war verhältnismäßig alt und ist rechts und links von den mit der Radiernadel gezogenen Strichen ausgebrochen. So sind die breiten Bahnen der Schraffuren entstanden, die dann nur sehr kurz geätzt worden sind. Am Rande der Platte sind unter dem Schutz des beim Lackieren der Rückseite nach vorne herumgelaufenen Lackes die Spuren der Radiernadel – ehemals in der Mitte ausgebrochener Lackbahnen – stehen geblieben.

40 *Vorzeichnung für die folgende Radierung »Nebel«* 22. Oktober 1971
Bleistift 12,5 : 16 cm

41 *Nebel in Baurs Park* 23. Oktober 1971
Ätzung einer reinen Strichzeichnung auf Zink 12,7 : 16,1 cm

42 *Waldbrand* 2. November 1971
Ätzung, Flächenätzung und Kaltnadel auf Kupfer 4 : 9,5 cm

43 *Selbstbildnis. »Drinnen still – draußen Sommergewitter«* Locarno 9. Juni 1971
Blei- und Farbstift 22 : 18,5 cm

ANSPIELUNG UND KOPIE

Voilà donc la démonstration qu'il faut avoir des sources, à condition d'avoir de l'originalité.
Francois Georges Pariset

In diesem Kapitel sind eine Reihe von Kopien und Nachzeichnungen versammelt, die den Komplex der Zeichnungen und Radierungen zu »Hokusai's Spaziergang« nach dem Drachen-Surimono ergänzen und erweitern. Zu den Blättern nach E.T.A. Hoffmann, Klinger, Gavarni und Yoshiaki kommen noch eine Reihe von Kopien ohne Vorlage: die Landschaft bei Illies, das kleine Selbstbildnis am Anfang, der alte Stiefel »gemenzelt«; auch die Landschaft mit der Quelle im ersten Abschnitt gehört dazu.

»Um nachzuahmen, muß allemal einige Übereinstimmung in den ersten Grundkräften beider Seelen oder wenn man lieber will – in den entferntesten Modifikationen derselben sein.« »Der Grund von allem ist die Beobachtung und Kenntnis der Welt, und man muß selbst viel beobachtet haben, um die Beobachtungen anderer so gebrauchen zu können als wenn es eigene wären, sonst liest man sie nur und sie gehen ins Gedächtnis ohne sich mit dem Blut zu vermischen.« – Diese beiden Notizen von Lichtenberg werden noch ergänzt durch folgende: »Ist denn Besinnen etwas anderes als Nachschlagen und Erfinden mehr als Umformen?«

Georg Christoph Lichtenberg: Schriften und Briefe. 1968, I. Band – Seiten 131, 408, 416.

Die Tradition ist kein Magazin, das kurz vor uns abschließt und dem wir dann als neues Sümmchen und Deponat hinzuaddiert werden könnten. Tradition – ist sie eine – schließt immer uns Gegenwärtige ein und geht in uns alle Schritte mit, die wir tun. Sie kann – als Wort von tradere abgeleitet – nur ein Synonym für die Vergegenwärtigung dessen sein, was uns angeht und nur mit uns weiter, sonst ist's nur ein Gipszopf, der leblos zurückbaumelt.

Seit im frühen 19. Jahrhundert – durchaus als ein Produkt des bürgerlichen Zeitalters – der Begriff der sogenannten »Originalität« im Zusammenhang mit allen künstlerischen Äußerungen herrschend wurde, ist das Verständnis der Überlieferung durch Nachahmung des als gültig erkannten – die »imitatio« älterer Tradition – abgeschnitten.

Wir lernen langsam wieder verstehen, was für eine Bedeutung zum Beispiel für den jungen Dürer seine gezeichneten Kopien nach den Stichen Mantegnas hatten. Rembrandts Zeichnungen nach persischen und indischen Miniaturen, nach Elsheimer, Leonardo, Raffael, Mantegna gehören in den Zusammenhang dieser Aneignung durch Nachahmung; Rubens' Zeichnungen nach Michelangelo und nach der Antike, Goyas große Reihe von Radierungen und Gemälden nach Velasquez, Delacroix nach alten Meistern, die zahlreichen Zeichnungen von Cézanne nach Bildern des Louvre, Ensors Zeichnungen nach Japanern, Goya, Manet, Rembrandt – um nur an einiges zu erinnern.

Der Instinkt für dieses Phänomen der adoptierten Ahnen ist Janssen schon seit seiner Schulzeit bei Alfred Mahlau geläufig, in dessen disziplinierter Methode ein Spiegel der großen Zeichenkunst von Caspar David Friedrich, Blechen, Kobell, van Gogh dem Schüler in einer Gestalt entgegenkam, die ihn nicht überwältigte, ihm aber die Möglichkeit gab, durch die Zeichnungen seines Lehrers Mahlau hindurch die großen Zeichner des 19. Jahrhunderts nach rückwärts vorzufühlen, bevor er sie selbst kennenlernte.

Später entstanden aus der Berührung mit Ensor, Herkules Seghers, Klinger oder Dubuffet Radierungen, die zu seinen besten gehören. Aber die längst erreichte Sicherheit im Umgang mit der Tradition mußte beim Kennenlernen der Selbstverständlichkeit des ostasiatischen Umgangs mit der Überlieferung, die sich jahrhundertelang ohne den Zwang zur »Originalität« aus ritueller Wiederholung des als gültig erkannten erneuerte, doch noch beruhigende Bestätigung finden.

Kopieren schafft die Möglichkeit, scheinbar weit auseinanderliegende Zeiträume in einem Augenblick« zu sammeln. Janssens Lust am Nachzeichnen und Kopieren wird noch von einem weiteren Motiv bestimmt, nämlich von dem tief in seiner Person begründeten Widerspruch zur abendländischen Gewohnheit, die Zeit in Vergangenheit – Gegenwart – Zukunft auseinanderzulegen, eines der Mittel, wodurch die Möglichkeit geschaffen wird, der gleichzeitigen Anwesenheit polarer Gegensätze aus dem Weg zu gehen.

Was zum Thema der »Nachahmung« zu sagen ist, möge man bei Egon Friedell in seiner Einleitung zur Kulturgeschichte der Neuzeit unter dem Stichwort »Der legitime Plagiator« nachlesen. Dort ist auch die folgende Äußerung von Goethe zitiert: »Das Aufspüren von Quellen ist sehr lächerlich. Man könnte ebensogut einen wohlgenährten Mann nach den Ochsen, Schafen und Schweinen fragen, die er gegessen und die ihm Kräfte gegeben. Wir bringen wohl Fähigkeiten mit, aber unsere Entwicklung verdanken wir tausend Einwirkungen einer großen Welt, aus der wir uns aneignen, was wir können und was uns gemäß ist ... Die Hauptsache ist, daß man eine Seele habe, die das Wahre liebt und die es aufnimmt, wo sie es findet. Überhaupt ist die Welt jetzt so alt, und es haben seit Jahrtausenden so viele bedeutende Menschen gelebt und gedacht, daß wenig Neues mehr zu finden und zu sagen ist. Meine Farbenlehre ist auch nicht durchaus neu. Plato, Leonardo da Vinci und viele andere Treffliche haben im einzelnen vor mir dasselbige gefunden und gedacht; aber daß ich es auch fand, daß ich es wieder sagte und daß ich dafür strebte, in einer konfusen Welt dem Wahren wieder Eingang zu verschaffen, das ist mein Verdienst.«

44 *E.T.A. Hoffmann – nach ihm selbst* 5. Mai 1972

Reine Strichzeichnung, geätzt, auf Kupfer 22,1 : 14,8 cm

Diese Radierung ist nach der Abbildung eines Kupferstichs gemacht, der ein gezeichnetes Selbstbildnis Hoffmanns wiedergibt. Abbildung in Rowohlts Monographien: E.T.A. Hoffmann, Seite 39.

45 *Kopf: eine Zeichnung in der Art von Baldung Grien nach Hokusai* 4. November 1971

Reine Strichzeichnung, geätzt, auf Kupfer 10,3 : 10,8 cm

Die Vorlage zu dieser Radierung ist der winzige Kopf eines alten Mannes auf einem Holzschnitt von Hokusai in den »Manga« II. Band, Seite 10. Die beiden Buchstaben unten links »wv«, ursprünglich ohne an die Seitenverkehrung beim Druck zu denken, als »vw«: »verworfen« gemeint.

In die Zeichnung der beiden Radierungen E.T.A. Hoffmann und Kopf nach Hokusai mischen sich Erinnerungen an die Zeichnung des »Saturn« von Baldung Grien in der Albertina (1516).

46 *Drächelchen* 22. und 30. Oktober 1971

Ätzung und Kaltnadel auf Kupfer 20,7 : 14,7 cm

Selbstbildnis nach einem japanischen Setzschirm der Kano-Schule aus dem 17. Jahrhundert: ein Drache steigt auf im Dunst über dem Wasser.

47 *Surimono: Neujahrsglückwunsch von Yoshiaki* Japan, um 1860

Ein vornehmer Mann auf einem Pferd reitend, das ein Diener führt – ein anderer hält einen großen Schirm.

Bezeichnet: Yoshiaki und rotes Siegel. Format 34,5 : 50 cm, Farbholzschnitt mit Gold.

Abb. im Katalog der Surimono-Ausstellung, Overbeck-Gesellschaft Lübek, 1969/70

48 *Kopie nach einem Surimono von Yoshiaki* 17. Oktober 1971

Ätzung, Flächenätzung und Kaltnadel auf Zink 17,8 : 24,2 cm

Text: »Sehen und gesehen werden,
gesehen werden
und dann gehen. für Sächle am 15.10.1971 17^{15}«

zu 49 Bleistiftskizze zur Radierung »*Japanisch Hagenbeck*« 31. Oktober 1971

17 : 13,5 cm

49 *Japanisch Hagenbeck* 1. November 1971

Ätzung, Flächenätzung und Kaltnadel auf Kupfer 22 : 14,6 cm

Ein in sogenannter Bokashi-Technik gedruckter Farbstreifen auf dem Surimono von Yoshiaki (s. Nr. 47) mit Tusche, die auf dem Holzstock verwässert wird, war die Anregung für den Versuch, der Kupferplatte diesen zart verfließenden Hauch mit einem sehr kurzen Eintauchen der schräg gehaltenen Platte in die Säure abzugewinnen, ohne das Verfahren der Flächenätzung durch verdünnten Asphaltlack hindurch. Die anschließend abgebildete Kopie des japanischen Holzschnittes auf Zink erschien so gelungen, daß die Aufnahme dieses Motivs in den Zusammenhang des Radiertraktates nahe lag.

Die vom Grauschleier der Flächenätzung halb verdeckte Figurengruppe löste dann die Assoziation der Zementwand eines Tiergeheges aus: die Menschen vom Tier aus gesehen. Durch Hinzufügung des Bären, seinerseits eine Anspielung an Menzel und Klinger, entstand dieses Blatt »Japanisch Hagenbeck«.

50 *Vorzeichnung zur Landschaft bei Illies* 2. November 1971

Bleistift 18 : 12,5 cm

51 *Landschaft bei Illies* 3. November 1971

Ätzung, Flächenätzung und Kaltnadel auf Kupfer 22,3 : 14,8 cm

Während der Arbeit an den Landschaftsradierungen der Monate Mai und Juni 1970 lernte Horst Janssen die frühen Landschaftsradierungen von Arthur Illies kennen, deren unmittelbare Wirkung nicht so groß war als vielmehr die lebhafte indirekte Stimulanz, die sie für Janssen bedeuteten. Blätter, wie die in der Neuausgabe des Werkverzeichnisses »Arthur Illies« von Gustav Schiefler abgebildeten Farbradierungen »Mühle bei Neugraben« Abb. 2 und »Abendsonne« Abb. 27 möchte man für die Anregung zu dieser »Landschaft bei Illies« halten.

52 *Ein altes Thema – geklingert* 1. November 1971

Ätzung, Flächenätzung und Kaltnadel auf Kupfer 10,8 : 10,4 cm

Radierung nach der Abbildung einer Zeichnung von Max Klinger aus dem Buch von H. W. Singer über die Zeichnungen Klingers, 1912.

Über den im 1. Zustand dieser Radierung – auch das im Anschluß an Klinger – leicht verzeichneten aufgestützten Arm des jungen Mannes ist ein paar Tage später der tote Nachtfalter radiert.

53 *Handzeichnung* 14. August 1972

Nachträgliche Aufzeichnung eines schon bei Klinger verzeichneten alten Themas (Hand).
Bleistiftzeichnung 22 : 14,7 cm

54 *Alter Stiefel – gemenzelt* 2. November 1971

Ätzung, Flächenätzung und Kaltnadel auf Kupfer 22,1 : 14,8 cm

Der küchenlateinische Text »pluralila in realitas una et simplon est« soll ungefähr heißen: Das Komplizierte ist in Wirklichkeit einfach und simpel – rechts im Hintergrund ist der Simplon-Pass zu sehen.

55 *Alter Stiefel – gemenzelt* 23. Juli 1972

Nachträgliche Vorzeichnung zur Radierung. Federzeichnung, mit Tusche laviert 31,2 : 20,1 cm

Text: »gemenzelt. Alter Schuh auf ausgetretenen Pfaden. Wandern ist Fleiß.« Auf eine herausgerissene Seite aus einem Buch des 18. Jahrhunderts gezeichnet, das aus dem Reventlow'schen Archiv in Altenhof stammt. Mit der Eintragung oben: »Auswärtige Verhältnisse Acta betreffend das Benehmen gegen diejenigen, welche bey den gegenwärtigen Zeitläuften ihre Zuflucht in den dänischen Staaten suchen. 1795«

56 *Tantchen auf dem Weg zu Schack* 8. November 1971

Bleistiftzeichnung 30 : 19,5

Gezeichnet nach der Lithographie »Thomas Vireloque« von Paul Gavarni 1851. Tantchen war die Schwester von Janssens Mutter und seine Pflegemutter.

Im Oktober 1971 hat Janssen eine Radierung nach einem Selbstbildnis von Gavarni gemacht. Eine zweite Radierung nach Gavarni schloß sich aus dem Vergnügen an dem ersten Blatt unmittelbar an und in den nächsten Tagen eine stattliche Reihe von Radierungen und Zeichnungen nach Lithographien von Gavarni, die zum Teil schon im Katalog der Ausstellung »Gavarni« veröffentlicht worden sind.

57 *Tantchen* 10. November 1971

Radierung nach dem »Thomas Vireloque« von Gavarni (Nr. 58).
Ätzung, Flächenätzung und Kaltnadel auf Kupfer 22,4 : 14,8 cm

Die kräftige Bleistiftzeichnung »Tantchen« ist in dieser Radierung in die schon bei dem kleinen Kopf nach Hokusai – Nr. 45 – angewendete spinnweb-dünne Lineatur übersetzt.

58 *Paul Gavarni 1804–1866*

Die Gestalt des Thomas Vireloque, Lithographie aus der Serie: »Les Propos de Thomas Vireloque – Vireloque weiß es besser!« 1851

59 *Gesche – Volvifront* 1. November 1971
Ätzung und Kaltnadel auf Kupfer 20,8 : 14,8 cm
Porträt von Gesche mit verquollenem Gesicht, nach einem leichten Aufprall bei einem Zusammenstoß gegen die Vorderscheibe ihres Volvo radiert.

60 *Anspielung auf die Vergänglichkeit* 19. August 1972
Kopie nach der Natur: Frontalzusammenstoß Volvo gegen Ford.
Ford im Stillstand – Volvo 60 Km Std. – der Hausarzt des Matthias Claudius zeigte sich uninteressiert – auch gut für mich. 30.10.1971–1.11.1971.
Bleistiftzeichnung 23,5 : 16,2 cm

61 *Vorlage für Haubargschaf* 20. August 1972
Lavierte Federzeichnung 20 : 13,5 cm

62 *Bleistiftskizze zur Radierung »Gesche am Geländer«* 1. November 1971
21 : 15,5 cm

63 *Gesche am Geländer* 15. Mai 1972
Ätzung, Flächenätzung mit vorsorgenden Lackspritzern und Kaltnadel auf Zink 30 : 19,7 cm

64 *Schack für Schack* 22. Oktober 1971
Bleistiftzeichnung 30,2 : I9,5 cm
Das Gesicht ist von der Arbeitslampe halb überdeckt.

65 *Gesche* 16. Juli I971
Bleistiftzeichnung 37 : 21,5 cm

66 *Skizze für die 100. Oktober-Radierung* 27. Oktober 1971
Bleistiftzeichnung, leicht gefärbelt 30 : 22 cm
Selbstbildnis: die abgezogene Haut seines Kopfes in der Art eines Bartholomäus-Balges an den Nagel gehängt, in der Pfanne darunter spiegelt sich das ausgewrungene Gesicht wieder zusammen. Auf einen Witz über die nun annähernd 100 Radierungen des Monats Oktober abends nach einem Spaziergang noch schnell gezeichnet. Die Radierung nach dieser Zeichnung vom 31. Oktober wurde dann allerdings die 105. dieses Monats!

67 *Selbstbildnis: die 100. Oktober-Radierung* 31. Oktober 1971
Ätzung und Kaltnadel auf Kupfer 22,1 : 14,6 cm
Radierung nach der Bleistiftzeichnung, im Gedanken an die abgezogene Haut des heiligen Bartholomäus aus dem jüngsten Gericht von Michelangelo.

VOKABELN

Nach Überlegungen, dieses Kapitel »Vorführung«, »Gangarten«, »Exempel«, »Absichten«, »Fingerübungen«, »Etüden« oder »Tonleiter« zu nennen, wurde die Überschrift »Vokabeln« gewählt, weil in diesem Wort die Bedeutung des einzelnen Bausteins eines Sprachgefüges mit dem Sinn eines in sich geschlossenen Begriffs zusammenfällt.

In diesem Abschnitt sind eine Reihe von Radierungen vereinigt, bei denen die Behandlung des Technischen im Vordergrund steht. Mit diesen Blättern wurde die Arbeit am Traktat eingeleitet, und zur Ergänzung dieses Themas schrieb Janssen sein ausführliches Kapitel »über die Herstellung einer Radierung« – trotz seiner Überzeugung, daß doch nur derjenige etwas sieht, der es schon weiß.

Die Baustoffe der bildnerischen Phantasie liegen an dieser Stelle etwas freier als sonst, und wir sehen ein Stück des Weges auf dem »die Logik des Sichtbaren in den Dienst des Unsichtbaren gestellt wird.« Wenn man etwas lernen will, sollte man die Blätter als Einübung in die Beachtung der Struktur einer Zeichnung verstehen, bei der die Sensibilität der Hand immer im gleichen Maße bei der Sache ist wie der Verstand.

68 *Baum in Streifen* 28. Oktober 1971

Ätzung, Flächenätzung und Kaltnadel auf Kupfer 22,3 : 14,8 cm

Durch die fünf Streifen dieses Blattes wächst der Baum in verschiedener Technik hindurch: unten Ätzung einer reinen Strichzeichnung, im 2. Streifen geätzte Strichzeichnung, Flächenätzung und Kaltnadel, im 3. geätzte Strichätzung und zarte Flächenätzung mit vorsorgenden Lackspritzern, im 4. nur geätzte Strichzeichnung und Kaltnadel, ganz oben Strichzeichnung, zarte Flächenätzung und Kaltnadel.
Die Verschiedenheit der Technik und die leichte Verwerfung der Streifen gegeneinander läßt dabei die einzelnen Abschnitte des Baumes in verschiedener Entfernung vom Auge des Betrachters erscheinen.

69 *Bleistiftskizze zur Radierung Landschaft 3 x* 2. November 1971

Bleistift 20,5 : 14,5 cm

70 *Landschaft 3 x* 3. November 1971

Ätzung einer reinen Strichzeichnung und Kaltnadel auf Kupfer 22,4 : 14,9 cm

Eine der schönsten Zeichnungen der von Janssen so geliebten Wedeler Marsch-Landschaft: diese Landschaft in dieser Weise und nicht anders zu zeichnen war dabei so selbstverständlich, daß sich eine Variation in der Technik verbot. An ihre Stelle trat der verschiedene Blickwinkel auf das gleiche Motiv: von oben, in Augenhöhe und aus der Froschperspektive.

71 *Landschaft in Ochsenzoll* 11. November 1971

Ätzung, gestufte Flächenätzung und Kaltnadel auf Kupfer 7,3 : 14,9 cm

Diese Probeplatte mit verschiedenen Radiertechniken und gestuften Ätzungen von Strichen und Flächen in verschiedener Ätz-Dauer ersetzt die erste Fassung der Platte mit Radierproben, von der im Vorwort zu diesem Kapitel die Rede ist (Nr. 72). – Der Titel »Landschaft in Ochsenzoll« ist eine Anspielung auf den Wohnsitz des Herausgebers.

72 *Probeplatte* 10. Oktober 1971

Verschiedene Techniken der Radierung auf Zink 14 : 23,8 cm

Ätzungen des reinen Strichs auf der mit Asphaltlack bedeckten Zinkplatte, Kaltnadel, Stufenätzungen, Flächenätzungen mit vorsorgenden Lackspritzern, um die herum das Metall der Platte weggeätzt wurde und einer Art von Pinselmalerei mit dem Asphaltlack, die mit den Wechselwirkungen des Hell-Dunkels spielt.

Die Namen »Jochen« und »Jochen Montag« beziehen sich auf den mit Janssen befreundeten Joachim Fest, dem die Technik der Radierung auf dieser Platte vorgeführt wurde. Für den Zusammenhang seiner Radiersuite hat Janssen dann diese technischen Exerzitien auf der kleinen Kupferplatte »Landschaft in Ochsenzoll« zusammengefaßt.

Die von Jens Cords 1972 gedruckte Auflage der Probeplatte vom 10. Oktober 1971 steht für die Vorzugsausgabe der neuen Edition von »HOKUSAI'S SPAZIERGANG« in 50 damals von Janssen signierten und numerierten Exemplaren zur Verfügung.

73 *Zerkratzte Platte 1. Zustand* 2. November 1971

Ätzung von Zufallskratzern auf Kupfer 12,7 : 14,8 cm

Janssen erwähnt in seiner Beschreibung der Herstellung einer Radierung die Möglichkeiten einer Zufallswirkung: Kratzer, die beim Hin- und Herstellen einer Platte die schützende Asphaltschicht aufgerissen haben, ergeben beim Ätzen eine Lineatur, die Janssen oft genug in seine Kalkulation bei der Erfindung einer Landschaft einbezogen hat. Parallelkratzer von Sandkörnern zum Beispiel schaffen manchmal die durch keine Handzeichnung zu ersetzende Überzeugungskraft für einen Regenschauer, dem nur ein zerfurchter Acker unterzuschieben ist, um ihn nicht ins Leere fallen zu lassen. Die im Landschaftsband der Propyläen-Kassette abgebildete Radierung »Regenacker« ist auf diese Weise entstanden.

Eine ironisierende Parodie auf dieses Verfahren stellt dieses Kratzer-Gebirge dar, auf dem in einem 2. Zustand – durch Konturierung des oberen Abschlusses und die Herstellung eines gegenüberliegenden Seeufers rechts unten mit der kalten Nadel – die »Landschaft«, kaum merklich in eine Landschaft verwandelt ist.

74 *Zerkratzte Platte 2. Zustand* 11. November 1971

Ergänzung der Ätzung von Zufallskratzern mit der kalten Nadel

75 *Anmerkung zum Schatten* 27. Oktober 1971

Ätzung, Flächenätzung und Kaltnadel auf Kupfer 22,3 : 14,8 cm

Diese Anmerkung zum Schatten soll lauten: daß nämlich derselbe in seiner Mitte heller sei als an seinen Rändern, die sich im Kontrast zum umgebenden Licht schärfer und dunkler abzeichnen. Zur betrügerischen Unterstützung der Beweiskraft dieser radierten Behauptung sind drei weißgekleidete Gestalten in der Mitte des Schattens aufgestellt.

76 *Gebirgslandschaft* 28. Oktober 1971

»Salz, Terpentintropfen, Wischer und ein kleines Vögelchen 14^{00}«

Ätzung, Flächenätzung und Kaltnadel auf Kupfer 22,1 : 14,8 cm

In den gestuften Grauflächen des Berghanges mit den umdunkelten hellen Noppen der vorsorgenden Lackspritzer an den Rändern sind die Spuren der im verdünnten Asphaltlack wieder aufgetrockneten Terpentintropfen erkennbar.

Diese Landschaft heißt auch: Vorderseite des Schattens.

77 *Vorlage für Landschaft* 2. November 1971

Ätzung, Flächenätzung und Kaltnadel auf Kupfer 7,3 : 14,7 cm

Die halbvertrocknete Blüte einer Gladiolen-Variante ist voller Anspielungen auf die stillschweigende

Metamorphose einer wegtrocknenden Pflanze in eine Gebirgslandschaft gezeichnet. Erinnert sei an die halbe Walnuß als Hommage an das Colosseum von Piranesi in Meryon'scher Manier: Strandgut einer »Sacra Conversatione« der Dinge mit sich selbst.

78 *Sepiablüte* 14. Februar 1971

Lavierte Federzeichnung, als Datum aus Versehen 7.2.1972 geschrieben. 12,3 : 20,3 cm

79 *Pif, einen Virtuosen anfletschend* 28. Oktober 1971

Ätzung, Flächenätzung und Kaltnadel auf Kupfer 22,3 : 15 cm

Dieses Blatt ist als ein in allen Klangfarben der Radierung schillerndes Konzert angelegt: das sich sträubende Fell des Tieres ist selbstgewählter Vorwand für die virtuose Entfaltung aller Möglichkeiten der durchsichtigen Übereinanderschichtung von reiner Zeichnung, gestuften Flächenätzungen, Negativ-Pinselzeichnung mit Asphaltlack, tiefgeätzten Flächen und aufgesetzten dunklen Kaltnadellichtern.

80 *Pif, nachträgliche Vorzeichnung zur Radierung* 23. Juli 1972

Bleistiftzeichnung 23 : 15,7 cm

81 *Selbstbildnis.* 1. November I97I

Ätzung, Flächenätzung und Kaltnadel auf Kupfer 14,8 : 7,3 cm

82 *Selbstbildnis für Griffelkunst* 29. Oktober 1971

Ätzung und Kaltnadel auf Kupfer 22,4 : 14,8 cm

Diese Radierung ist der »Griffelkunst-Vereinigung« in Hamburg gewidmet, der die Herausgabe dieses »Traktates über die Radierung« übergeben war.

83 *Selbstbildnis zerstreut* 28. Oktober 1971

Ätzung, Flächenätzung und Kaltnadel auf Kupfer 22,3 : 14,8 cm

Text: »so, so und so und so«

Augen, Ohr, Nase und Mund sind in verschiedener Technik radiert – alles über das Blatt zerstreut: schraffiertes Ohr, Kaltnadelnase, flächengeätzter Mund, ein Auge in reiner Strichzeichnung, das andere leicht von der kalten Nadel hinterfangen.

INHALT

Herausgegeben von Gerhard Schack anläßlich der Ausstellung der Radierungen
zu »Hokusai's Spaziergang« in der Hamburger Kunsthalle.

Die Probedrucke der Radierungen, die den Abbildungen dieses Buches
zugrunde liegen, machte Hartmut Frielinghaus;
ebenso die Exemplare der Original-Suite sämtlicher 46 Radierungen zum Traktat,
die in einer Auflage von 50 Exemplaren erschienen ist.

Einrichtung des Buches: Christoph Selke und Gerhard Schack
Gedruckt auf »Garda-Patt 115 g«
Die Abbildungen wurden nach den Originalen aus der Sammlung
des Herausgebers reproduziert.

Gesamtherstellung: Erich Goltze GmbH & Co. KG, Göttingen
ISBN 3-923848-76-5